U0295624

癌症患者
康复指导

主 编 [荷兰]亨克·范·霍尔特伦 (Henk van Halteren)
主 译 王理伟

Rehabilitation Issues During
Cancer Treatment and
Follow-Up

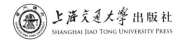

上海交通大学出版社
SHANGHAI JIAO TONG UNIVERSITY PRESS

内容提要

本书为欧洲医学肿瘤学会组织手册之一，主要阐述了癌症治疗后患者的康复问题，患者身体各个系统出现不良反应后的注意事项，以及该如何对患者进行随访，随访中应注意哪些问题等。本书既有权威专家贴心的精准指导，又体现了医学的人文关怀，适合临床医生阅读，也适合大众阅读。

上海市版权局著作权合同登记号 图字：09 - 2017 - 204

First published in 2014 by ESMO Press

© 2014 European Society for Medical Oncology

All rights reserved

图书在版编目(CIP)数据

癌症患者康复指导/（荷）亨克·范·霍尔特伦
(Henk van Halteren)主编；王理伟译. 一上海：
上海交通大学出版社，2018
ISBN 978 - 7 - 313 - 19190 - 8

Ⅰ.①癌… Ⅱ.①亨… ②王… Ⅲ.①癌－康复
Ⅳ.①R730.9

中国版本图书馆 CIP 数据核字(2018)第 054426 号

癌症患者康复指导

主　编：[荷]亨克·范·霍尔特伦		主　译：王理伟	
出版发行：上海交通大学出版社		地　址：上海市番禺路 951 号	
邮政编码：200030		电　话：021 - 64071208	
出 版 人：谈　毅			
印　制：常熟市文化印刷有限公司		经　销：全国新华书店	
开　本：787 mm×1092 mm　1/32		印　张：5.625	
字　数：112 千字			
版　次：2018 年 10 月第 1 版		印　次：2018 年 10 月第 1 次印刷	
书　号：ISBN 978 - 7 - 313 - 19190 - 8/R			
定　价：48.00 元			

版权所有　侵权必究
告读者：如发现本书有印装质量问题请与印刷厂质量科联系
联系电话：0512 - 52219025

主　　编　[荷兰] 亨克·范·霍尔特伦

主　　译　王理伟

参　　译　(按姓氏汉语拼音排序)

　　　　　　崔玖洁　胡　炯　焦　锋　林晓琳

　　　　　　陆虹旻　马　越　仇晓霞　孙　荔

　　　　　　王天怡　夏　青　肖秀英　徐迎春

　　　　　　许　琦　杨海燕

一　　校　夏　青　王天怡

二　　校　夏　青

终　　审　王理伟

学术秘书　夏　青

贡献者

Andritsch E. 奥地利格拉茨大学内科医学中心肿瘤学临床学系

Boers-Doets C. B. 荷兰莱顿大学医学中心

Bossi P. 意大利米兰市国际癌症研究中心

Bruinvels D. J. 荷兰 voor Klinische Arbeidsgeneeskunde 研究中心

Buffart L. M. 荷兰 EMGO 卫生与护理研究所

De Wachter S. 比利时安特卫普大学安特卫普大学医院泌尿科

De Win G. 比利时安特卫普大学安特卫普大学医院泌尿科

Donnellan C. 英国利兹大学附属医院

Farthmann J. 德国弗莱堡大学医学中心

Hasenburg A. 德国弗莱堡大学医学中心

Howell D. 加拿大玛格丽特癌症中心

Jones J. M. 加拿大玛格丽特癌症中心

Kreitler S. 以色列特拉维夫大学心理科学学院肿瘤心理研究中心

Lalla R. V. 美国康涅狄格大学康涅狄格健康中心口腔医学分会

Maher J. 英国伦敦麦克米伦癌症支持中心

May A. M. 荷兰朱利叶斯健康科学与初级保健中心

Pimentel F. L. 葡萄牙威罗大学健康科学中心

Ripamonti C. I. 意大利米兰援外社国际协会

Schuurman J. G. A-CaRe，荷兰阿姆斯特丹

Schwab R. 德国弗莱堡大学医学中心

Smith L. 英国伦敦麦克米伦癌症支持中心

Weis J. 德国弗莱堡肿瘤生物中心肿瘤心理学系

Wyndaele J. J. 比利时安特卫普大学安特卫普大学医院

评议者

Rob Newton 澳大利亚伊迪丝·考恩大学伊迪丝·考恩大学健康研究所

Søren Laurberg 丹麦奥尔胡斯大学医院

Frank van der Aa 比利时细胞和基因治疗研究中心发展与再生部

Adriaan Logmans 比利时根特迪亚斯大学产科学与妇产科系

Olga Švestková 捷克共和国捷克布拉格市大学附属第一医院，查尔斯大学康复医学系

Ziv Amir 英国曼彻斯特大学护理学院

Jennifer Ligibel 美国哈佛大学医学院丹娜-法伯癌症研究所

Martijn Brinkhuis 荷兰瑞吉特医院

声明

我要感谢欧洲肿瘤学会(European Society for Medical Oncology，ESMO)出版工作小组，特别是 Michele Ghielmini 教授对这本书的支持。

我还要感谢 Hans-Helge Bartsch 教授在编写目录和确定各章节作者方面的帮助。

最重要的是，我要感谢所有使这本书成为现实的作者和评论者。

亨克·范·霍尔特伦

肿瘤内科

瑞吉特医院

荷兰

译者序

　　每个人都希望享受健康长寿的生活。一旦确诊癌症,整个情况就会发生变化。疾病症状或(晚期)不良事件延迟了癌症治疗期间和治疗之后的康复过程。随着科学的进步,肿瘤诊疗技术的发展,肿瘤患者生存率和生活质量均得到了较大的提高,癌症幸存者数量日益增加。肿瘤的主要治疗手段如手术、放疗和化疗等,在治疗肿瘤的过程中,也引起了正常组织和机体功能的改变,引发许多器官和系统的毒性反应,严重影响癌症幸存者的生活质量。

　　在过去20年,患者团体、专家共识小组和大量的政府报告均建议改善治疗后的生存管理质量。肿瘤治疗目标从单一的提高生存转变为提高生存和生活质量并重;从患者晚期被动地接受生理康复和姑息治疗,转变为患者早期主动地接受包括生理、心理和社会等全方位、全程的康复和支持治疗。2006年,美国医学研究所(Institute of Medicine,IOM)发布了一份关键报告《从癌症患者到癌症幸存者:在过渡中迷失》。报告指出带瘤阶段是一个明显但又被相对忽视的阶段。该报告明确定义了临床、护理、研究、培训和教育的组成部分,发起了"癌症幸存者"运动,并且将美国、加拿大、澳大利亚和欧洲各国运动发起者联系起来,对生存管理的基本要素达成一致协议,包括原发性癌症复发监测和新发癌症的筛查;医疗评估和心理社会迟发效应;发展应对癌症和癌症治疗后果的干预措施;健康促进以及肿瘤科专家和社区保健医生之间更好地管理协作。

该书共 4 个部分 12 章节,从如何处理治疗与随访过程中患者的生理和心理诉求,如癌痛、癌症相关疲劳、心理障碍、皮肤黏膜改变、性与生殖等;如何处理治疗与随访过程中的社会网络问题,如社会问题、财务问题;如何提高随访过程中患者的生活质量;如何整合患者的常规癌症监测和康复计划等方面详细、系统、全面地阐述了癌症患者康复过程中可能遇到的问题及具体应对策略,指导患者及家属、医护人员如何积极参与到癌症患者的整个康复过程,帮助患者得到最佳的支持与康复治疗。

最后,感谢我们团队一批富有朝气的年轻肿瘤临床专家的辛勤付出,在繁忙的临床工作之余,利用本该休息与家人团聚的时间,完成了本书的翻译工作。并致谢所有使这本书成为现实的编者和评论者。由于时间有限,虽经反复校审,一定会有不当之处,恳请各位读者朋友予以谅解、批评和指正。

王理伟

2018 年 9 月

前言

　　每个人都希望享受健康长寿的生活。为了达到这个目标，你需要保持身心健康。一旦诊断出癌症，整个情况就会发生可怕的变化。癌症以许多不同的方式影响人类的健康。如体力活动减少、心理状态变化、伴侣和家庭成员可能会受到压力。

　　疾病症状或（晚期）不良事件延迟了癌症患者治疗期间和之后的康复过程。这种疾病及其必要的治疗常常会中断就业过程并引发财务问题。不能积极参与社会活动可能导致孤独和加剧悲痛。

　　在肿瘤学领域工作的医学专业人士应该对这一持续而复杂的过程持开放的态度，并随时随地帮助患者。成为一名优秀的医学专业人员不仅要求高超的医疗技能，还需要注重人文关怀。"个体化医疗"一词目前用来说明，在不久的将来，每一位癌症患者都可以有针对性的、量身定做的治疗方案。然而，这一术语还有另一个含义：在每一种疾病的背后，都有一个独特的人，需要在他/她的治疗和康复过程得到个体化的指导。阅读完这本手册后，你一定能够遵循这一个体化的医学目标。

亨克·范·霍尔特伦

肿瘤内科

瑞吉特医院

荷兰

目 录

第一部分
如何处理治疗与随访过程中患者的生理和心理诉求

第二部分
如何处理治疗与随访过程中社会网络问题

第一部分

如何处理治疗与随访过程中患者的生理和心理诉求

第一章

肿瘤患者治疗期间与治疗结束后运动能力的保护

L. M. Buffart[1], A. M. May[2]

[1] 荷兰 EMGO 卫生与护理研究所；
[2] 荷兰朱利叶斯健康科学与初级保健中心

一、引言

在过去的几十年中,肿瘤在早期诊断、早期治疗方面的发展促使肿瘤生存率得到了较大的提升,5 年生存率已接近 60%。尽管生存状况有所改善,肿瘤及其治疗通常还与身体状况和社会心理有关,如长期效应既可出现在治疗过程中,也可在治疗结束后持续一段时间;而迟发效应则只出现在治疗结束后。放疗和化疗在破坏肿瘤细胞的过程中,也引起了正常组织和机体功能的改变,引发许多器官和系统的毒性反应。尽管激素治疗对部分癌症十分有效,如前列腺癌患者使用雄激素抑制治疗、乳腺癌患者使用雌激素抑制治疗等,但这些治疗亦会引起较多的副反应。在控制癌症的同时,这些治疗也会对患者的心血管、肺、胃肠、(神经)内分泌、免疫和骨骼肌肉系统等造成显著的影响。因此,癌症幸存者术后心肺适应度、肌肉质量和力量和骨骼健康均有减弱,体脂率增加,易疲劳。此外,许多肿瘤幸存者出现焦虑、抑郁、睡眠障碍、自尊心受损、淋巴水肿的风险上升。这些有害的长期效应和迟发效应严重地损害了患者的生活质量(quality of life,QoL)。

二、心肺功能降低

心肺功能是由从环境到骨骼肌肉的氧气输送,包括肺、心血管系统(含血液和血管)以及骨骼肌利用氧气的能力来决定。肿瘤及其治疗可能通过若干机制影响心肺功能。例如,肺部肿瘤可能会影响肺力学和气体交换,贫血可能减少携氧量;全身治疗可能会导致心功能不全;蒽环类药物可导致房性和室性心律失常、心包炎、心肌炎、射血分数降低和心肌病。烷化剂如顺铂可导致心肌缺血/梗死、高血压、心力衰竭和心律失常;化疗药物还可以降低肌肉的氧气利用率。此外,胸部放射治疗可能导致心脏或肺功能不全,如心绞痛、呼吸困难、心力衰竭、心包缩窄、动脉粥样硬化和纵隔纤维化,并可能引起局部肌肉损伤;另外,雄激素抑制治疗可导致骨骼肌在结构和功能上发生较大改变。最后,低心肺适应度也可能导致肿瘤诊断后体力活动减少,心输出量、氧化能力和肌肉横截面区域也减少。

心肺功能的最佳直接测量指标是峰值摄氧量(峰值VO_2)。在 Steins Bisschop 及其同事所著的综述中,多数研究显示癌症幸存者的峰值 VO_2 降低($16-25$ ml $\cdot$ min^{-1} $\cdot$ kg^{-1})。与健康人群相比,癌症幸存者的峰值 VO_2 值较低,说明其心肺功能下降。因此,峰值 VO_2 值是一个体能训练的指征。此外,推荐在运动训练项目开展前进行心、肺、肌肉与骨骼功能不全的筛检。低峰值 VO_2 也与早产儿死亡风险的升高有关。

心肺运动测试(cardiopulmonary exercise test，CPET)被认为是安全可行的峰值 VO_2 检测方式,其通常在踏车测力计或跑步机上进行,通过在增量运动过程中进行持续的气体交换分析以检测峰值 VO_2。它可用于监测个体心肺适应度,并通过计算峰值 VO_2 的百分比、峰值心率百分比或无氧运动心率临界值来调整运动计划,制订出合适的运动强度。

与不运动的对照组相比,在肿瘤细胞毒性治疗期间或之后进行运动的人群峰值 VO_2 显著升高。对于肿瘤治疗完成后参加运动计划的患者,其峰值 VO_2 提升更显著。这表明辅助治疗期间的运动对维持心肺功能非常重要。

三、肌肉质量及力量降低

约 50% 的肿瘤幸存者出现肌肉萎缩,造成对癌症治疗的反应性降低和严重的剂量限制性毒性,这些又会导致预后差、发病率和病死率升高。因为肌肉力量与肌肉质量有关,肌肉萎缩与虚弱、功能和独立性降低相关。此外,由于其调节作用,肌肉萎缩可能会严重影响糖代谢和慢性低水平全身性炎症。肌肉萎缩是由肌肉蛋白合成率和降解率不平衡所致,尤其是较高的肌肉蛋白降解速率。肌肉蛋白降解的机制包括肿瘤和治疗相关的促炎细胞因子、蛋白水解诱导因子的增加,以及睾酮抑制、食物摄取减少和运动水平低下。

四、体脂率增加

肿瘤及其治疗通常与身体成分的改变有关。依肿瘤类型和治疗方式的不同会出现包括总体重、体脂率降低或升高等在内的不利变化。体脂率升高通常出现在部分肿瘤的辅助治疗期间，如乳腺癌、结肠癌、前列腺癌和妇科癌症等，因此会显著影响2型糖尿病、哮喘、慢性背痛、骨关节炎、代谢综合征和心血管疾病的发病风险。此外，肥胖与较差的整体或肿瘤特异性生存有关。

五、骨骼健康损害

与肿瘤治疗（化疗和激素治疗）相关的性腺功能减退和随后出现的雌激素缺乏可导致成骨细胞和破骨细胞间功能失衡，致使骨骼被吸收的速率快于形成速率，最终骨密度降低、骨折风险增加。尤其是乳腺癌和前列腺癌患者，其骨骼健康受损的风险更高。接受内分泌治疗的绝经妇女卵巢功能衰竭的风险增加，进而雌激素水平也会降低。类似的，采用雄激素抑制治疗的男性睾酮水平下降的同时，雌激素水平也会下降。此外，接受干细胞移植治疗的霍奇金和非霍奇金淋巴瘤长期幸存者，其骨质减少和骨质疏松的发生率较高。

六、肿瘤管理下的运动医学

有综述和荟萃分析显示，无论治疗期间还是治疗后，运动对癌症幸存者身心健康有益。益处包括心肺功能、肌肉质量和力量增加，疲劳和抑郁减轻，QoL提升。肿瘤连续性体能框架提出在诊断后4个时间段进行运动比较有益，即预处理、治疗期间、生存期和临终关怀期。

预处理期运动的目的是在手术或系统治疗前提高患者的

身体素质(包括心肺功能和肌肉力量),减少治疗的副作用并促进治疗后的恢复。在一篇随机对照试验(randomized controlled trials,RCT)和非RCT的系统综述中,Singh及其团队指出对于肺癌、前列腺癌和腹部肿瘤(如结肠癌、直肠癌和肝癌)患者,运动(单独或联合有氧、抗阻和盆底训练)可能对自制力、功能行走能力和心肺适应度均有益处。一些研究指出运动可改善QoL、缩短住院时间(手术预后的重要指标),但不同研究之间的结果并不一致,可能是由于研究效能较低以及手术前运动训练的持续时间有差异所致。

在Speck及其同事开展的荟萃分析中,指出了肿瘤治疗期间和治疗后开展运动所带来的影响。在治疗过程中进行运动,可为心肺适应度、上下肢肌肉力量、体重、功能性QoL、焦虑和自尊带来小至中等程度的改变。治疗后运动则可较大地改善上下肢肌肉力量和乳腺癌相关的问题,还可为体力活动水平、心肺功能、总体QoL、疲劳、胰岛素样生长因子-1(insulin-like growth factor-1,IGF-1)、症状及副作用带来小至中等程度的改变。在另一篇荟萃分析中也有类似报道。

抗阻训练是肌肉合成的有力刺激因素,可以增加肌肉质量、耐力和力量,进而改善身体功能、提升QoL。与日常护理相比,肿瘤治疗期间的运动(有氧、抗阻或两者结合)可以改善上下肢肌肉力量。在最近的一篇荟萃分析中,Strasser及其同事对RCT研究进行综合,提出在治疗过程和治疗后开展抗阻训练可显著增加上下肢肌肉力量,并改善消瘦状况。对于肿瘤治疗后完成运动干预的幸存者,其下肢肌肉力量的改善更为明显。目前尚不清楚运动与肌肉力量间是否存在剂量反应关系,但结果显示,与运动强度相比,运动量也许更能促进肌肉蛋白的合成。

运动,特别是抗阻和高负荷训练可通过促进骨骼生成进而改善骨骼健康状况。开展抗阻运动时应达到足够的强度并有一定针对性,如髋骨和脊柱。与低强度运动相比,包括跳跃在内的负重运动更能促进骨骼形成。然而,足够强度且运动到上下肢肌肉和/或躯体翻转的有氧运动(如有氧舞蹈)也可促进骨骼形成。步行训练干预因其利用的地面反作用力相对较弱,不能达到增加骨密度所需的运动强度,因此通常对骨骼健康的影响有限。

运动对药物治疗的益处尚未明了。在肿瘤治疗期间和治疗后,充足的钙、维生素 D 补充剂和包括双磷酸盐化合物、RANK 配体单克隆抗体在内的药物制剂也可能很重要,但这些制剂也有相当大的副作用。而运动是一种非药物性的、有效保护骨骼健康的方式。

很少有研究评估运动对姑息治疗肿瘤患者的影响。少量的个案报道和未设置对照的试验研究提示了运动在维持身体机能、生活独立性及总体 QoL 方面的重要性。因此,应建议并鼓励姑息治疗的肿瘤患者在医疗团队的指导下参与运动干预。

七、运动与肿瘤结局

充足的运动量对提高无病生存和总体生存水平十分重要。观察性研究表明,较高水平的中-高强度运动可降低乳腺癌、结肠癌和前列腺癌约 50% 的死亡风险。但是还需要更多的 RCT 研究来确认运动与生存之间的因果关系。

Ballard-Barbash 及其同事最近汇总了运动与肿瘤预后生物标志物关联的 RCT 研究。结果表明运动可以改善乳腺癌幸存者的胰岛素、IGF-1 和 IGF-1 结合蛋白的循环水平。还有证据表明运动可以为乳腺癌、前列腺癌和胃癌幸存者带来机体 C 反应蛋白、自然杀伤细胞的细胞毒性活性水平方面的有益改变。在前列腺癌幸存者中,研究一致表明运动不能提升前列腺特异性抗原(prostate-specific antigen,PSA)或睾酮的水平。其他生物学标志物的研究目前非常有限甚至缺失。此外,免疫、内分泌或肌肉骨骼系统在运动与肿瘤结局中起到的介导作用还需要进一步研究。

运动与肿瘤治疗间的交互作用目前尚不清楚。在 START 试验中,Courneya 及其同事发现,乳腺癌辅助化疗期间进行抗阻训练的患者其化疗完成率高于仅进行普通护理的对照组(89.8% vs 84.1%)或有氧运动组(87.4%)。这一结果致使运动组的生存率也高于对照组。

除了生存研究的观察性资料和实验研究提供的肿瘤幸存者生物标志物数据外,部分动物研究表明运动可以抑制肿瘤的生长,但其他研究却没有类似发现。目前,运动对化疗完成水平和肿瘤生长的影响还需要进一步的研究。

八、运动指南

越来越多的研究表明运动的安全性和益处,因此,运动应成为全部肿瘤幸存者标准护理中的一部分。一些针对癌症幸存者的循证运动指南已印刷出版。

2010 年，美国运动医学院（American College of Sports Medicine，ACSM）基于乳腺癌、结肠癌、血液和妇科肿瘤成年幸存者的大量系统文献综述，发表了针对癌症幸存者的运动指南。专家委员会指出，各研究一致表明了运动在肿瘤治疗过程中和治疗后（包含骨髓移植等强化治理）的安全性，及其对心肺功能、肌肉力量、QoL 和疲劳的改善作用。ACSM 建议肿瘤幸存者应参照其身体素质条件开展运动。值得注意的是，无论癌症分期、采用的治疗方案如何，癌症幸存者都不应完全不进行运动。推荐成年癌症幸存者每周进行至少150 min 的中等强度运动或 75 min 剧烈的有氧运动，抑或将两种训练进行等效的组合。此外，每周还应针对主要肌肉群进行两次肌肉增强训练。运动过程应注意手臂和肩膀问题、骨折、感染、造口术，以及腹部、腹股沟或下肢的肿胀或炎症。淋巴水肿并不是运动的禁忌证。最近的一项 RCT 研究表明，乳腺癌相关淋巴水肿的女性患者在进行上肢阻抗运动时，可以安全地负重托举，而不需要担心淋巴水肿恶化或症状加重。

美国癌症协会（American Cancer Society，ACS）、澳大利亚运动与体育科学中心、荷兰综合癌症中心、德国癌症协会和英国体育与运动科学协会已出版了类似的运动指南。但目前肿瘤幸存者的运动指南比较笼统，需要进一步研究以针对不同肿瘤的不同特定阶段和预后制订更具体的运动指导（如运动的类型、频率、强度和持续时间）。未来的研究应聚焦在临床、个体、身体、社会心理和干预调节上，以阐明干预的对象选择和前提条件。此外，为提高干预的效能和效率，还需要深入研究肿瘤幸存者运动干预与肿瘤结局间的作用机制。现有的干预项目也应在遵循干预原则的基础上充分考虑患者的兴趣和偏好，以获得最理想的效果。

（王天怡　译）

声明

Buffart 博士和 May 博士没有报告任何利益冲突。

扩展读物

1. Ballard-Barbash R，Friedenreich C，Courneya KS，et al. Physical activity，bio-markers，and disease outcomes in cancer survivors：a systematic review[J]. J Natl Cancer Inst,2012,104：815 - 840.

2. Buffart LM，Galvão DA，Brug J，et al. Evidence-based physical activity guidelines for cancer survivors：current guidelines，knowledge gaps and future research directions［J］. Cancer Treat Rev，2014,40：327 - 340.

3. Courneya KS，Friedenreich CM. Physical activity and cancer［M］. Heidelberg：Springer-Verlag，2011.

4. Fong DYT，Ho JWC，Hui BPH，et al. Physical activity for cancer survivors：a meta-analysis of randomised controlled trials［J］. BMJ，2012,344：e70.

5. Lustberg MB，Reinbolt RE，Shapiro CL. Bone health in adult cancer survivorship[J]. J Clin Oncol，2012，30：3665 - 3674.

6. Singh F，Newton RU，Galvão DA，et al. A systematic review of pre-surgical exercise intervention studies with cancer patients[J]. Surg Oncol，2013,22：92 - 104.

7. Speck RM，Courneya KS，Mâsse LC，et al. An update of controlled

physical activity trials in cancer survivors: a systematic review and meta-analysis[J]. J Cancer Surviv, 2010, 4: 87 – 100.

8. Steins Bisschop CN, Velthuis MJ, Wittink H, et al. Cardiopulmonary exercise testing in cancer rehabilitation: a systematic review[J]. Sports Med, 2012, 42: 367 – 379.

9. Strasser B, Steindorf K, Wiskemann J, et al. Impact of resistance training in cancer survivors: a meta-analysis[J]. Med Sci Sports Exerc, 2013, 45: 2080 – 2090.

第二章

癌　痛

C. I. Ripamonti[1] , P. Bossi[2]

[1] 意大利米兰援外社国际协会；
[2] 意大利米兰市国际癌症研究中心

一、概述

疼痛不仅是癌症晚期常见且有影响的症状，而且在癌症的任何阶段都有可能发生。疼痛可以由癌症本身或合并症引起，也可能会发生于手术后、放疗、化疗、靶向治疗、支持治疗和/或诊断过程中。疼痛是"一种令人不快的感觉和情绪上的感受，是一种主观感觉，并非简单的生理应答，是躯体和心理的共同体验，伴有实质上的或潜在的组织损伤"，也可能与癌症无关，它受到遗传学、个人史、心情、期望和文化的影响。对疼痛强度的感知与组织损伤的类型或程度不成比例，它取决于在上行途径中的伤害感受性和非伤害感受性冲动间的相互作用以及下行疼痛抑制系统的激活。疼痛是一种主观感觉，这是患者的自身感受，可能会受到情感、社会等影响，因此定义为"总体疼痛"。

疼痛被美国疼痛学会定义为第 5 个生命体征，国际指南亦强调了疼痛的日常评估。

癌痛可能是急性、慢性或偶发性的（见表 2-1）。最常见的慢性疼痛综合征如表2-2所示。从病理生理学角度来说，疼痛可归类为伤害感受性疼痛（体细胞和内脏）、神经性病理性疼痛（中枢、外周、交感神经）或特发性疼痛（见表2-3）。

然而，在临床上疼痛更多是混合性疼痛，可能涉及多种机制，需要不同种类止痛药合用才能达到镇痛效果。表2-4显示了国际疼痛研究协会关于神经性疼痛的描述。

表2-1　按时间分类的癌痛

急性疼痛

伴随着躯体伤害出现，躯体伤害治愈后消失。通常有一个确切的伤害性因素。它具有明确的发作因素，其持续时间有限、可预测（如疼痛一般与手术、活检、胸膜固定术、病理性骨折、化疗、放疗、诊断和介入相关的操作相关）。它常与自主神经系统激活的客观体征相关联。急性疼痛也可能预示着疾病进展，并且经常伴有焦虑症状

慢性疼痛

常由于疾病的存在和/或进展和/或治疗引起（如化疗引起的神经痛和/或骨质疏松症、手术、放疗相关），可能伴随个性、生活方式和功能的变化以及抑郁症状和体征的变化。慢性伴有急性疼痛发作（爆发痛）可能是持续癌痛患者最常见的形式。这表明有必要对疼痛的程度和相关症状、镇痛治疗进行监测。此外，急性疼痛的出现，或以前稳定的慢性疼痛的进展暗示了潜在的组织器官损伤的变化，需要临床重新评估

爆发性疼痛（发作性疼痛）

(1) 已经用止痛药治疗，疼痛得到控制的患者出现严重或令人极其痛苦的不可预测的瞬时发作性疼痛。由于其疼痛发生和消除迅速，难以充分治疗

(2) 可预测的发作性疼痛由以下因素引起：① 定期服用阿片类药物的量不足；② 镇痛药物间隔时间过长；③ 诱发痛，例如由于患者的移动（骨转移）、吞咽（头颈癌）或咳嗽引起

表 2-2　癌症患者的慢性疼痛综合征

肿瘤直接侵犯引起的疼痛

肿瘤侵入骨骼

- 多发性或全身性骨痛
- 盆骨和髋关节疼痛综合征
- 基于颅骨转移
  - Orbital 综合征
  - Parasellar 综合征
  - 颅中窝综合征
  - 颈静脉孔综合征
  - Clivus 综合征
  - 蝶窦综合征
  - 海绵窦综合征
  - 枕髁综合征
  - 齿状突骨折并寰枢椎破坏
- 椎体转移
  - 寰枢椎综合征
  - C7-T1 综合征
  - T12-L1 综合征
  - 骶骨综合征
- 腰背部疼痛与硬膜外脊髓压迫

肿瘤侵犯神经：周围神经综合征

- 脊柱旁肿块
- 胸壁肿块
- 腹膜后肿块
- 痛性单神经病
- 颈、臂、腰、骶神经丛病
- 痛性多神经病
- 硬膜外脊髓压迫
- 痛性神经根病
- 软脑膜转移

| 肿瘤侵犯内脏 |
| 肿瘤侵犯血管 |
| 肿瘤侵犯黏膜 |
| 肿瘤治疗引起的疼痛 |

- ■ 术后疼痛综合征
  - 开胸术后
  - 类固醇假风湿病
  - 乳房切除术后
  - 根治性颈切除术后
  - 幻痛综合征(肢体、乳房、肛门、膀胱疼痛)
  - 手术后盆底肌肉疼痛
  - 残端痛
  - 术后冻结肩
  - 化疗后疼痛综合征
  - 黏膜炎
  - 慢性周围神经病变(中毒性的、副肿瘤性的)
  - 股骨头或肱骨头无菌性坏死
  - 神经丛病变
  - 雷诺现象
- ■ 放疗后疼痛综合征
  - 放射性脊髓病
  - 黏膜炎
  - 放射性骨坏死
  - 辐射诱发的外周神经肿瘤
  - 臂或腰骶丛的放射性纤维化
  - 放射性肠炎、直肠炎
  - 会阴烧灼综合征
- ■ 与激素治疗相关的慢性疼痛
  - 用激素治疗前列腺癌患者的男性乳房发育

与癌症直接相关或无关的疼痛

- 副瘤综合征
- 肌筋膜疼痛综合征
- 带状疱疹后遗神经痛
- 衰弱、便秘、褥疮、直肠或膀胱痉挛、胃扩张
- 骨质疏松

表 2-3　疼　痛　类　型

伤害感受性疼痛：对内脏或身体组织的急性或持续性损伤所产生的疼痛

躯体伤害感受性疼痛：特定部位，由患者描述为"酸痛""刺痛"或"跳动""微痛""挤压"感，包括骨骼、关节、皮肤、黏膜或肌肉的损伤

内脏伤害感受性疼痛：由于对器官或内脏的损伤，非局限性的，如果涉及空腔脏器（如肠梗阻）可以将其描述为"痉挛痛"或"绞痛"，如果牵涉到其他内脏结构，如心肌，可以描述为"酸痛""刺痛"或"尖锐剧痛"（类似于躯体伤害感受性疼痛）

神经病理性疼痛：提示周围神经或中枢神经系统的损伤。神经病理性疼痛可能与神经分布有关的牵涉性疼痛（疼痛在非疼痛源的位置被感知）和所有其他描述性疼痛（见表 2-4）。它可描述为"射击痛""锐痛""刺痛"或"麻刺感""震响感""麻木"。它是由神经根病、周围神经病、幻肢或脊髓压迫引起的

表 2-4　神经病理性疼痛的语义描述

异常性疼痛：由通常低于疼痛最低阈值的刺激引起的疼痛

灼性神经痛：连续烧灼痛，持续或外伤性神经病变损伤的异常性疼痛和痛觉过敏；常并发血管舒缩功能异常，继而干扰营养作用

中枢性疼痛：与中枢神经系统损害相关的疼痛

感觉迟钝：不管是自发还是继发的，令人不快的麻刺感、刺痛或烧灼感

感觉过敏：对特定刺激的敏感性增加

痛觉过敏：对疼痛刺激的反应增加

痛觉过度：疼痛综合征的特征在于对刺激反应增加，特别是反复刺激

感觉异常：自发或诱发的异常感觉

尽管有包括非阿片类药物、阿片类药物、辅助药物、难治性疼痛的侵入性治疗，以及来自权威机构的最新癌痛治疗指南等数种有效的疼痛治疗方法，但是癌痛治疗仍有很多不足。在有关原发性癌症、实体和血液恶性肿瘤的发展阶段和护理过程的出版物记录中，疼痛仍缺乏有效的控制和缓解。

合并症、高龄、社会状况等差距的存在可能使疼痛的管理进一步复杂化，需要采取更全面的方法，以确保充分和个性化的治疗。

二、个体化疼痛评估

不全面的疼痛评估是有效癌痛管理的最大障碍。要进行充分的治疗，需要通过多步骤方法来确定、评估、分类和管理癌痛，正如 Hui 和 Bruera（2014）在最近的综述中阐述："系统筛查、全面评估疼痛特征、确定个性化的疼痛表达方式、记录个性化疼痛控制目标，以及实施多学科治疗

计划,随后定制纵向监测"(见表2-5、图2-1和表2-6)。癌症疼痛的预测因素可以用不同的工具进行评估,这些工具能帮助医生识别难以控制疼痛综合征的患者。观察认知功能障碍患者的疼痛相关行为和不适情况,以评估疼痛的存在。在第一次访视中对疼痛进行全面评估后,密切监测疼痛和阿片类药物相关的不良反应(恶心、呕吐、便秘、嗜睡)是非常重要的。为此,在癌症诊断和治疗的所有阶段和时期,应将简单的症状评估工具作为常规的临床实践。

表2-5 评估和重新评估疼痛、症状和并发症

- 原因、发作时间、类型、部位和有无放射痛、持续时间、强度、缓解和时间模式、爆发痛发作次数、疼痛综合征、休息时和/或移动时疼痛、躯体症状

- 急性疼痛和/或慢性疼痛;可预见的疼痛;痛苦事件

- 存在触发因素和与疼痛相关的症状和体征(睡眠、焦虑、抑郁、谵妄、食欲、生存/精神痛苦、健康幸福)

- 需要劝告、辅导

- 化学药品处理、酒精中毒、尼古丁使用、成瘾史、阿片类药物滥用

- 缓解因素的存在

- 使用止痛药及其疗效和耐受性

- 伴随用药

- 需要描述疼痛的性质

- 治疗相关和/或癌症相关的疼痛或与癌症或其治疗无关

- 手术后疼痛

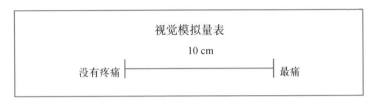

用于评估疼痛的工具

视觉模拟量表

10 cm

没有疼痛 |————————————————————| 最痛

言语疼痛量表

•	不痛	1
•	非常温和	2
•	轻度	3
•	中等	4
•	严重	5
•	非常严重	6

数值量表

没有疼痛　0　1　2　3　4　5　6　7　8　9　10　最痛

图 2-1　有效的和最常用的疼痛评估工具

源于：Ripamonti CI, Santini D, Maranzano E, et al. Management of cancer pain: ESMO Clinical Practice Guidelines[J]. Ann Oncol, 2012, 23(Suppl 7): vii139 - vii154. 已获得牛津大学出版社的许可。

埃德蒙顿症状评估系统（Edmonton Symptom Assessment System, ESAS)是一个涉及 10 项症状的症状评估工具,针对不同语言和文化的癌症人群开发和验证,并且也可作为焦虑和抑郁症的筛选工具。

表 2-6　一个有效的止痛治疗特点

- **防止疼痛的发作**：药物不是"按照需要"进行管理，而是"按时间"，需考虑到不同药物的半衰期、生物利用度和作用时间

- **易于管理**：便于管理患者自己和家人，尤其是在家里照顾患者的时候。口服途径似乎最适合满足这一要求，如果耐受良好，则必须被视为首选的用药途径

- **个体化**：药物的剂量、类型和给药途径必须根据患者的需要进行。个体化疼痛管理应考虑到疾病的分期、并发症状、疼痛特征以及患者的心理和文化状况

1. 过程相关性疼痛

电生理测试、成像和（或）实验室测试以及治疗操作（吸痰、伤口引流管拔除、伤口包扎、皮肤溃疡药物处理等）可引起急性疼痛和不适。内脏扩张和诊断性内窥镜检查可引起不适或明显的疼痛。细针抽吸细胞学检查、肿块和结节活检、经皮肝穿刺活检、经直肠超声引导前列腺穿刺活检、静脉穿刺术、动脉穿刺、腰穿、经皮或中心静脉置管、胸腔穿刺术和胸膜固定术均是与疼痛相关的操作实例。在进行手术操作时进行局部麻醉和/或全身镇痛药［非甾体类消炎药（non-steroidal anti-inflammatory drugs，NSAIDs）联合阿片样物质］或神经阻滞是必要的，这取决于具体操作手术类型。然而，只有少数患者在特定手术之前或期间接受止痛药物治疗。骨髓活检或穿刺抽吸（bone marrow biopsy or aspiration，BMBA）用各种药物行干预治疗，如局部麻醉（单独使用时效力低），用苯二氮䓬类和/或阿片样药物静脉镇静或吸入氧化亚氮镇静，并用阿

片样药物术前止痛治疗。

腰椎穿刺常与手术后数小时至数天内发生的硬膜外穿刺性头痛相关。一种无创注射针的使用可以减轻疼痛。使用无创伤针可能会减轻疼痛，水化、卧床休息和止痛药可以在几天内缓解症状。

通常，由于明确癌症诊断的普遍重要性，手术操作引起的疼痛不被医生视为是主要问题。应强调和承认预防医疗操作引起的疼痛的重要性，以避免中枢致敏的发展，这是一个导致疼痛范围扩大、对有害刺激反应增强和疼痛阈值下降的现象。

在许多情况下，使用局部或静脉麻醉药物和/或镇痛药物进行术前预处理是必需的。目前没有关于由诊断和/或治疗操作过程引起疼痛的评估和治疗的相关指南，有必要进行更多的研究。

2. 治疗相关性疼痛

所有癌症治疗方式都有可能引起疼痛。文献中的数据显示，约59%的抗癌治疗患者和33%的患者治疗后出现疼痛。此外，5%-10%的幸存者有影响功能的疼痛。30%的乳腺癌幸存者在治疗后10年仍有疼痛。

在抗癌治疗期间，患者应了解疼痛的发生和处理方法，以避免中止治疗。此外，应鼓励患者在疼痛管理中发挥积极作用。

与癌症手术相关的疼痛综合征有很好的描述。最常见的是乳腺癌疼痛（从局部广泛切除、肿瘤病灶切除、腋窝淋巴结清扫术、保乳手术、根治性乳房切除术、乳房植入物/重建、淋巴水肿、冷冻肩)、根治性颈淋巴清扫术后的疼痛、开胸术后疼痛、术后盆底肌肉疼痛、幻肢疼痛和神经痛。现代微创具有较少侵入性的手术技术，如乳房肿瘤切除术和腋窝淋巴结清扫术和(或)重建并不总是达到减少手术后疼痛的效果。手术后的急性疼痛需要服用阿片类止痛药或执行更具体的策略，如局部麻醉技术。患者自控镇痛(patient-controlled analgesia，PCA)可以由静脉或通过硬膜外导管输送。手术后疼痛可能发展成为慢性疼痛综合征(见表2-2)。

与化疗相关的急性疼痛可能是由于静脉痉挛、化学性静脉炎、输注部位的发泡剂外渗后脱屑和溃疡，以及与蒽环类药物应用相关的潮红及荨麻疹。应用温热压缩或降低输注速率可以减少由细胞毒性药物引起的化学性静脉炎以及氯化钾和高渗溶液的输注而引起的疼痛。严重黏膜炎引起的急性疼痛是骨髓移植前骨髓抑制性化疗的结果。在头颈癌的放疗或化疗中经常观察到这种情况。在大多数情况下，连续静脉滴注阿片类药物加PCA是适当的治疗方法，可以建议在口服使用禁忌时使用透皮阿片类药物。

紫杉醇药物治疗在10%-20%的患者中可产生弥漫性关节痛和肌痛综合征。引起这些症状的原因尚未知，亦没有具体的镇痛治疗。类固醇是常见的治疗方法。然而，无关病状、长期的类固醇或其突然停药可引起急性关节痛和肌痛综合征，称为"类固醇假风湿病"。

由长春新碱、顺铂和奥沙利铂等细胞毒性化学疗法引起的急性疼痛性周围神经病可能会持续一段时间。该综合征通常是感觉优势的周围神经病变，疼痛和感觉迟钝在远端腿部最严重，有时延伸到手和远端臂。伴随的神经功能缺损可能使功能恶化。

手足综合征表现为手掌和足底的痛性红斑性皮疹，经常伴随大疱的形成和脱落，在连续静脉注射的 5-氟尿嘧啶(5-fluorouracil，5-FU)、卡培他滨(口服 5-FU 前体)、脂质体多柔比星和紫杉醇治疗后多见。该综合征通常是自限性的，然而对症治疗是必需的，可以使用维生素 B_6 诱导伤口修复。在先前的放疗患者中，长春瑞滨静脉给药可引起肿瘤部位的剧烈疼痛。酮咯酸和吗啡的预处理可以减少这种症状的发生；还可以调整为长春瑞滨口服。

在患有血液或淋巴组织增生性恶性肿瘤的患者和接受免疫抑制治疗的患者中，急性疱疹性神经痛发作频繁，能导致非常痛苦的感受和剧烈的疼痛。这是一个典型的神经病理性疼痛的形成，应进行相应处理。

表 2-7 显示了靶向治疗相关疼痛的最常见原因，表 2-8 显示放射治疗相关疼痛的最常见原因。虽然已根据公布的指南运用相关镇痛疗法治疗任何类型的疼痛，但仍迫切需要好好规划相关的试验研究分析关于靶向治疗性相关疼痛和放射治疗相关疼痛的病理生理学、流行病学、预防和治疗。

表 2-7 靶向治疗相关性疼痛的原因

■ 丘疹脓疱性皮疹
■ 红斑
■ 手足皮肤综合征
■ 甲沟炎

- 指尖裂缝

- 辐射性皮炎

- 睫毛生长变形

- 口腔黏膜炎

- 肛门黏膜炎

- 腹泻腹部不适

源于：Ripamonti CI，Bossi P，Santini D，et al. Pain related to cancer treatments and diagnostic procedures：a no man's land？［J］Ann Oncol，2014，25：1097 - 1106. 已获得牛津大学出版社的许可。

表 2 - 8　　急性和晚期放射治疗相关性疼痛的原因

急性期
- 急性黏膜炎症：口腔炎、咽炎、食管炎、肠炎、直肠炎等
- 辐射性皮炎
- 疼痛闪光效应
- 操作性疼痛：近距离放射治疗,在组织器官中植入"基准标志物"行影像引导放射治疗;放射治疗期间骨转移患者被动活动

晚期阶段
- 放射性纤维化综合征
- 颚放射性骨坏死
- 胸壁疼痛
- 食管狭窄
- 肠痉挛引起的腹痛
- 尿道疼痛-性交疼痛
- 肛门狭窄

源于：Ripamonti CI，Bossi P，Santini D，et al. Pain related to cancer treatments and diagnostic procedures：a no man's land？［J］Ann Oncol，2014，25：1097 - 1106. 已获得牛津大学出版社的许可。

3. 激素治疗相关性疼痛

肌肉骨骼症状,伴随骨质减少和骨质疏松症,骨关节痛、肌痛和骨骼脱矿质作用是使用芳香化酶抑制剂(aromatase inhibitors, AIs)引起的重要副作用,并且是治疗不连续或停止的原因。对关节症状的管理建议,包括药物和非药物干预措施或调整另一个不同的激素治疗。NSAIDs、短时间内低剂量的类固醇、对乙酰氨基酚和度洛西汀是目前最适合的止痛方法。非药物的方法已被采用,但还需要进行试验评价。

4. 支持治疗相关性疼痛

在骨转移患者和激素诱导的骨质疏松症患者静脉注射新一代双膦酸盐后,通常观察到急性期反应症状。给予狄诺塞麦(denosumab)治疗患者急性期反应发作较不频繁。一般使用 NSAIDs 和对乙酰氨基酚来缓解疼痛。对于定期用阿片类药物镇痛治疗的患者,应给予较高剂量的此类药物。运用对乙酰氨基酚或布洛芬进行预处理,双膦酸盐类药物引起的疼痛强度和发生率可能会减少。

粒细胞集落刺激因子(granulocyte-colony stimulating factor,G-CSF)及其长效活性形式、聚乙二醇化非格司亭(pegfilgrastim)可能引起骨痛,可导致生长因子给药停止,降低化疗剂量强度,从而影响患者的生存。在整个治疗期间,萘普生被证明显著降低了非格司亭诱导的骨痛的占 22%,绝对差异为 10%。即使预防性使用萘普生,超过 60% 的患者仍然经历一些疼痛(19％为严重疼痛)。

三、治疗癌痛的药理学方法

1986年,世界卫生组织(World Health Organization, WHO)发布了基于三阶梯的癌痛治疗指南以及实际建议(见表2-6)。这些指南作为一种推导(见图2-2),根据患者报告的疼痛强度,按照顺序进行药理学治疗。建议非阿片类药物,如NSAIDs或对乙酰氨基酚治疗用于轻度强度的疼痛,阿片类药物用于治疗更棘手的疼痛。

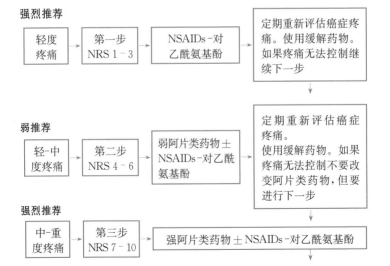

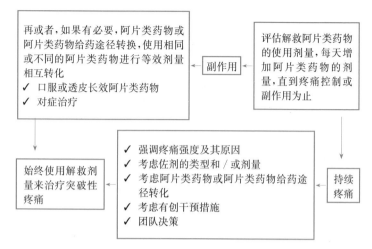

图 2-2 癌痛治疗

源于：Ripamonti CI，Santini D，Maranzano E，et al. Management of cancer pain：ESMO Clinical Practice Guidelines[J]. Ann Oncol，2012，23（Suppl 7）：vii139-vii154. 已获得牛津大学出版社的许可。

阿片类镇痛药根据其控制疼痛的能力分类，轻-中度疼痛（如可待因、双氢可待因、曲马多、右丙氧芬、他喷他多）（弱阿片类药物）（见表 2-9）和中-重度疼痛（吗啡、美沙酮、氢吗啡酮、羟考酮±纳洛酮、芬太尼、海洛因、丁丙诺啡、左啡诺、羟吗啡酮）（强阿片类药物）（见表2-10）。阿片类镇痛药可能与非阿片类药物（对乙酰氨基酚或NSAIDs）和辅助药物有关。目前推荐的癌痛治疗包括阿片类药物的定期给药和在爆发痛时间歇性给予解救剂量的即释阿片类药物或 NSAIDs。阿片类药物的治疗必须根据药物的药代动力学和药效学,以及给药途径和患者的临床状况进行个性化治疗。所有的阿片类药物对慢性给药产生耐受性,许多患者需要递增剂量以适应对药物的敏感性降低。这不是成瘾,医生必须仔细评估患者,以尽早诊断疾病进展。

表 2–9　治疗轻-中度疼痛的阿片类镇痛药

药物	分　类	药理学	代　谢	毒性/禁忌
可待因	是一种鸦片生物碱;与对乙酰氨基酚相关的市售品	是吗啡的前药,可待因的药效学主要是由于其活性代谢产物——吗啡	通过 CYP2D6 代谢成体内活性药物;不良代谢者不产生 CYP2D6 或其在检测不到的水平;没有 CYP2D6,可待因几乎没有或没有止痛效应	与正常人相比,在血液透析患者的可待因积累量有所增加;未出现肾功能衰竭现象
双氢可待因	是可待因的半合成类似物	口服生物利用度约为20%,与口服可待因相同的止痛效力	CCK 受体拮抗剂丙谷胺增强双氢可待因的镇痛作用	当在肾损伤患者中给药时,会产生严重的毒性;肝硬化患者的双氢可待因氧化降低,导致口服生物利用度增强,首次代谢减少

药物	分 类	药理学	代 谢	毒性／禁忌
曲马多	是一种具有阿片样物质和非阿片样物质的合成药物,因此具有最高剂量限制	μ阿片受体的激动剂,也抑制血清素和去甲肾上腺素再摄取	经反复口服给药后,生物利用度为90%-100%,排泄主要通过肾脏(90%)	在肝或肾损害患者中,有效活性代谢物的消除时间是两倍;未出现肾功能衰竭;当曲马多与增加血清素活性的药物结合时,可能会出现严重的血清素综合征
右丙氧芬(DPP)	是μ激动剂和弱 N-甲基天冬氨酸(NMDA)拮抗剂受体	是美沙酮的合成衍生物	在对照研究中已经建立了DPP 氢氯化物在 65 mg 或更多剂量下的镇痛作用	定期给药后,血浆浓度在2-3 d后稳步逐渐升高;它在肝脏中被代谢为去甲丙氧酚,由于其半衰期长(约23 h)可能在体内积累,并可能产生中枢神经系统(CNS)毒性
他喷他多	新的阿片类药物,它与μ阿片受体结合并抑制去甲肾上腺素再摄取,因此具有最高剂量	这个特性降低了成瘾的风险	相对羟考酮,它似乎产生较少的胃肠道副作用	慢性阿片类药物的使用在癌症患者的大样本比较研究是必要的

表 2-10　治疗中-重度疼痛的阿片类镇痛药

药物	分类	药理学	代谢	毒性/禁忌
吗啡	是一种 μ 阿片受体激动剂。吗啡被认为是癌痛治疗金标准第三阶梯阿片类药物，已被 WHO 列入其基本药物清单	口服吗啡是治疗中-重度慢性癌痛的首选药物，能有效缓解疼痛、广泛耐受、易于管理和相对便宜。建议单独滴定剂量和预防不良反应（如恶心、呕吐、便秘）	50 岁以上患者的吗啡清除率有所下降，有助于解释老年患者对药物的敏感性不同；年轻的患者可能需要更大剂量的吗啡来达到相同的镇痛作用	吗啡具有三种不同的代谢物：吗啡-3-葡糖苷酸（M-3-G）、吗啡-6-葡糖苷酸（M-6-G）和去甲吗啡。M-6-G 是活性药物，与 μ 受体结合。M-3-G 不是阿片样物质，可能会引起毒性，如肌阵挛和激动。吗啡在肾功能受损的患者中使用不安全
美沙酮	是一种合成的阿片样物质，是具有 NMDA 受体拮抗剂亲和力的 μ 和 δ-阿片受体激动剂	有一个长和不可预知的半衰期，在体内的药代动力学个体间差异大。虽然主要被用作阿片类药物成瘾者的维持药物，但美沙酮也被证明	基于令人印象深刻的研究结果和临床成功，其被认为是新型镇痛药之一。对于不能耐受阿片样物质副作用或疼痛难以控制的患者，它可以是一种有用的替代 2 线选	被细胞色素 P450 组酶代谢，不产生活性代谢物。介导肝脏中美沙酮的 N-去甲基化的主要酶是 CYP3A4，CYP1A2 和 CYP2D6 的参与较少。因此，美沙酮与其他药物之间最重要的相

药物	分　类	药理学	代　谢	毒性／禁忌
美沙酮		择。美沙酮可以延长 QTc 间期。其使用的相对禁忌证是 QTc 间隔 450-500 ms。绝对禁忌使用的是 QTc 间隔＞500 ms		互作用与能够诱导或抑制 CYP3A4 的药物有关。在这种情况下，美沙酮血浆浓度会分别降低或增加。美沙酮在肾功能受损患者中是安全的
氢吗啡酮	是具有类似药代动力学和药效学特性的吗啡衍生物	具有高度可溶性，比吗啡强大5-10倍；延长释放制剂"每天一次"适用于依从性差或每天服用多种药物的患者	皮下注射的氢吗啡酮相比吗啡有一些优势，由于其高溶解度，高浓度制剂(10 mg/ml)的有效性和约78%的生物利用度，并且当通过连续皮下输注时至少达到与吗啡一样的效应	产生一些代谢物，主要是氢吗啡酮-3-葡糖苷酸，如M-3-G，可能是导致神经兴奋性不良反应(肌阵挛、癫痫发作、痛觉过敏)的主要原因；肾衰竭患者应慎用高剂量的药物
羟考酮±对乙酰氨基酚 羟考酮＋纳洛酮	是一种半合成阿片样物质，蒂巴因的衍生物，在 μ 和 κ 受体上具有激动作用	与可待因具有结构关系，但是具有近十倍的效力。它被代谢为可待因，被去甲基化并在肝	四项随机对照试验的荟萃分析证实羟考酮与吗啡治疗癌痛具有相同的安全性和有效性；其效力是吗啡的2倍	阿片类受体拮抗剂纳洛酮以低剂量口服给药的拮抗作用仅限于肠道阿片受体，这解释了当给予羟考酮＋纳洛酮联合

药物	分 类	药理学	代 谢	毒性/禁忌
羟考酮±对乙酰氨基酚 羟考酮+纳洛酮		脏中结合经细胞色素P450 2D6（CYP2D6）催化形成羟吗啡酮，并在尿液中排泄		治疗时，阿片类药物引起的便秘能有所改善。对于羟考酮，最大剂量为 40 mg，2次/d；纳洛酮为20 mg，2次/d
芬太尼	是一个高度亲脂性的半合成阿片类药物；非口服给药，因为它迅速进行广泛的首过代谢	枸橼酸芬太尼具有非常高的效价(约是吗啡的75倍)，并且与皮肤相容，分子量低，溶解性好，适合于经皮给药。此外，芬太尼在静脉注射时具有更快的镇痛作用	静脉注射芬太尼可以安全地用于严重疼痛癌症患者的快速滴定。芬太尼治疗的经皮给药途径是临床实践中最常用的。适用于阿片类耐受，疼痛稳定，具有消化道反应(如恶心、呕吐和吞咽困难）的患者。发热患者或外部温度升高时药物吸收增加，易产生风险	静脉、舌下、口腔和鼻内注射芬太尼药物起效时间快，适合治疗爆发性疼痛。芬太尼可作为肾损害患者的有效替代药物。全身水肿患者不适应经皮给药途径治疗

药物	分　类	药理学	代　谢	毒性/禁忌
二醋吗啡(海洛因)	是吗啡和前药的半合成类似物	必须生物转化为 6-乙酰吗啡和吗啡以产生镇痛作用	皮下或肌肉注射时,其效力约为吗啡的2倍	肠胃外给药时比吗啡更可溶;静脉给药时镇痛效果更快,呕吐少,镇静作用更大
丁丙诺啡	是一种半合成的二甲基吗啡衍生物,是 μ 受体的有效部分激动剂。作为 μ 受体部分激动剂,其吗啡样效应有上限	舌下给药可直接吸收至全身循环,从而避免肝脏首过代谢	与混合激动剂-拮抗剂一样,丁丙诺啡可使反复服用吗啡类激动剂的患者停止戒断,并产生身体依赖。持续使用纳洛酮以逆转丁丙诺啡的呼吸抑制作用是必要的。经皮给药丁丙诺啡具有良好的镇痛作用,其不良反应与其他阿片类药物相似	丁丙诺啡可以在肾功能不全患者中以正常剂量施用,因为它主要通过肝脏排泄。首次使用阿片类药物或接受低剂量阿片类药物治疗的患者予以丁丙吗啡治疗效果有限,需谨慎。丁丙诺啡也可以延长 QTc 间期,这种影响小于美沙酮产生的效果。广泛性水肿患者不建议经皮给药

药物	分　类	药理学	代　谢	毒性/禁忌
左啡诺	是一种合成的强效 μ 阿片受体激动剂，也可以结合 δ 和 κ 受体	被认为是吗啡、氢吗啡酮或芬太尼的有效替代物，但是必须谨慎使用以防止积累。与其他阿片样药物相比，κ 受体结合可能解释其普遍发生的精神症状（谵妄、幻觉）	在随机试验中，左啡诺以高剂量或低剂量胶囊形式用于神经性疼痛。较高剂量的药物治疗能缓解神经性疼痛，但副作用较多	在肝脏中经历葡萄糖醛酸化，然后在肾脏中排泄；可以口服、静脉内和皮下给药；对其他阿片样药物耐药的患者有作用
羟吗啡酮	是一种半合成的 μ 阿片样物质激动剂，被认为比吗啡更有效	是具有高脂溶性的羟考酮的代谢产物，能快速转移穿过血-脑屏障	是急性和慢性/重度疼痛的口服治疗药物；可作为即释和缓释制剂	安全性和功效特征与常见的纯阿片类药物相似；由肝脏代谢

对乙酰氨基酚和/或 NSAID 能有效治疗轻度疼痛和至少短期内缓解任何强度的疼痛，除非有禁忌证。阿片类药物仍然是癌症患者严重疼痛治疗的主要药物。然而，对不同类阿片样药物反应的个体差异性是常见的临床现象。

虽然"强"阿片类药物在治疗中-重度疼痛中的作用被普遍认可,但对于"弱"阿片类药物治疗轻-中度疼痛的作用和效用却无一致的观点(见表2-9)。第一个不足之处在于缺乏明确的弱阿片类药物有效性证明,此外,其使用受到"天花板效应"的限制,剂量增加不对应于其止痛效力的增加,而仅影响副作用的出现。作为弱阿片类药物的替代品,低剂量的强阿片类药物联合非阿片类镇痛药应该被考虑。他喷他多(tapentadol)是一种具有天花板效应的新型阿片类物质,可降低成瘾的风险,并有潜力有效治疗神经性疼痛。然而,进一步研究发现这种新药对癌痛治疗是必要的。良好的临床试验对于解决弱阿片类药物作用的相关问题是必要的。

表2-10显示了可用于治疗中-重度癌痛的最常用的强阿片类药物。它们大多数是纯μ阿片受体激动剂。然而,没有高质量的比较研究证据表明,其他阿片样物质在功效和耐受性方面优于吗啡。口服短效药物如吗啡或氢吗啡酮,或含有阿片样物质加对乙酰氨基酚(如羟考酮或氢可酮)的组合产品,经常是初次使用阿片类药物或阿片类药物接触有限患者的首选止痛剂。

对于疼痛剧烈的患者,疼痛缓解必须是紧急的,静脉注射滴定非口服阿片类药物(通常是吗啡或芬太尼)是必要的。现在可以使用新的阿片样镇痛药,如羟考酮/纳洛酮复合制剂,已被证明与其他口服阿片类药物相比引起便秘的副作用较少。需要更多的研究来更好地确定这种新药在癌痛治疗中的最大日剂量和成本/效益。

用于口服给药的即释和缓释制剂中的氢吗啡酮或羟考酮和口服美沙酮都是口服吗啡的有效替代品。

口服阿片类药物是首选途径。然而，在一些临床情况，如呕吐、吞咽困难、吸收不良、谵妄，或在需要快速升高剂量的情况下，必须实施替代途径。

芬太尼透皮贴剂和经皮丁丙诺啡最适合于阿片类药物需求稳定的患者。对于不能吞咽的患者，或吗啡耐受能力差或依从性差的患者，该药通常是首选的治疗方法。在肾损害的情况下，所有阿片类药物，尤其是那些有活性代谢物的药物，都应谨慎使用，并减少剂量和频率。在慢性肾脏病患者中，选择芬太尼和丁丙诺啡经皮途径，或静脉注射是最安全的阿片类药物。

临床上，需要定期监测阿片类药物的不良反应，如恶心、镇静、便秘、耐受性和生理依赖性。认识阿片制剂的内分泌效应也是重要的，因为阿片类药物会降低睾酮并产生性腺机能减退，吗啡对催乳素和生长激素有影响。

四、辅助药物

辅助药物是一类联合镇痛药，在一些疼痛综合征中和阿片样药物联合使用。虽然有大量的辅助药物被认为具有镇痛作用，但不幸的是大多数研究未设置对照，并且很少在癌症患者中进行这些药物的随机对照试验。

三环类抗抑郁药（阿米替林、丙咪嗪、地昔帕明）已经在各种神经性综合征中显示出止痛功效，特别是当疼痛具有感觉异常等特征时。在一些对照研究中，阿米替林和地昔帕明均显示出治疗疱疹后神经痛的疗效;氯丙咪嗪和去甲替林在治疗中枢性疼痛方面表现出其疗效;丙咪嗪、氯米帕明、地昔帕明和氟西汀在治疗神经病变诱发的疼痛方面被证明是有效的。

皮质类固醇通常用于癌症患者,但是仅限于在少量研究中显示出其诱导疼痛缓解的功效。它们可能通过减少肿瘤组织周围水肿和炎症反应来发挥其作用,反过来又可能减少周围神经刺激。地塞米松已经被证明在缓解转移性脊髓压迫和治疗与颅高压有关的头痛方面是有效的。

抗惊厥药(卡马西平、苯妥英钠、丙戊酸、氯硝西泮、加巴喷丁、普瑞巴林)都是用于治疗神经性疼痛的药物,如被称为"刺痛、锐痛"或"撕裂样痛"。临床上已经报道了关于这些药物在治疗由糖尿病引起的神经性疼痛,放疗引起的纤维化或手术损伤,带状疱疹和传入神经阻滞引起的疼痛等相关方面的临床经验。联合加巴喷丁能有效地改善已经用阿片样药物治疗的癌症患者的神经病理性疼痛。

局部麻醉药:关于静脉内和皮下注射局部麻醉药,如利多卡因在神经性癌痛患者中的疗效研究已经显示出矛盾的结果。

五、特殊情况

1. 爆发性疼痛(breakthrough pain, BTP)或发作性疼痛(见表 2–1)

现有的药物治疗包括口服经黏膜、口腔或口服即释硫酸吗啡(immediate-release morphine sulphate,IRMS)或经鼻、皮下或静脉注射阿片样药物。虽然这些药物是经常使用的，但是只有少数 RCT 报道了关于芬太尼与安慰剂或 IRMS 的比较研究。最近，开发了芬太尼鼻腔喷雾剂（fentanyl nasal spray，FNS）以优化药物穿过鼻黏膜的吸收。在 RCT 中，与安慰剂和 IRMS 相比，FNS 在 5 min 内提供了更优的疼痛缓解，且差异在 10 min 后更显著。没有患者报告有明显的鼻腔副反应。在 68% 的 BTP 发作中，舌下芬太尼口服崩解片在给药后 5 min 内产生最大缓解 BTP 效应强度；并且在 63% 的 BTP 发作中可于 30 min 内产生最大效应。BTP 可以由上述短效和有效药物部分解决。然而，为找到 BTP 发作的最佳解决方案，进一步的研究是必要的，因为它们的发作是快速的，持续时间通常是 5 - 15 min。IRMS 适用于治疗可预测发作BTP 疼痛。

2. 骨痛

根据公布的指南，骨痛必须用镇痛药治疗。此外，与镇痛相关的放疗、放射性同位素和靶向治疗在疼痛管理中具有重要作用。双膦酸盐（bisphosphonates，BPs）是用于高钙血症和预防骨相关事件标准治疗的一部分。尽管 BPs 在骨转移患者骨痛方面具有镇痛作用，但不应将其用于止痛治疗的替代方案。在一项随机双盲研究中，与唑来膦酸相比，地舒单抗被证明改善了具有预防疼痛和类似有效的疼痛缓解作用。此外，较少地舒单抗治疗的患者转换到强阿片类镇痛药治疗。开始 BPs 和地舒单抗药物治疗之前，需要进行预防性口腔牙科治疗措施。

3. 神经性疼痛(newropathic pain, NP)

与其他类型的疼痛相比,NP对阿片类止痛药的反应较差。然而,阿片类药物也可能在NP中有效,即使通常需要高剂量。由肿瘤浸润引起或由于副肿瘤反应或因治疗诱导的多发性神经病引起的NP可由阿片类药物联合或不联合辅助药物充分控制。有系统综述证据表明,三环抗抑郁药和抗惊厥药物对NP有效,非阿片类药物±强阿片类药物±阿米替林或加巴喷丁应被视为可选择的治疗方案。在骨转移伴有NP患者中,应考虑予以 20 Gy/5 Fx 剂量进行化疗。

4. 阿片类转换

阿片样药物转换是在临床情况下需要考虑的一种治疗方法,包括:① 疼痛受到控制,但有一些不能容忍的不良反应;② 疼痛无法充分控制,但因为有害作用的限制已经无法增加阿片类药物剂量;或③ 疼痛未得到充分控制,尽管持续增加阿片类药物剂量未产生有害作用。

不同的治疗策略可以预防或治疗不良反应:① 一般措施[降低阿片类药物剂量、水化、纠正异常生化(如果存在)、减少药理学关联数量];② 对症用药(辅助药物);③ 通过替代途径进行管理;④ 调整替代阿片样药物;或⑤ 同时调整替代阿片类药物和途径。目前已有的相关研究数据不允许我们比较不同治疗策略的优缺点,例如如何使用特定的对症药物、阿片类药物之间的转换和/或给药途径的切换。

对一种阿片类药物镇痛效果差或耐受性差的患者，常常会耐受另一种阿片类药物，尽管对不同阿片类药物反应的这种变异性机制尚不清楚。这个假设是阿片类药物转换的好处更可能在对另一种阿片类药物产生毒性的患者出现，与其同替代新的阿片类药物间的药理学微妙的差异相关，而在疼痛稳定控制的患者中差异不明显。然而，需要更多的研究来理解回答这些问题。为了从一种阿片类药物转为另一种，必须知道不同阿片类药物之间的剂量比例，并考虑它们之间的不完全交叉耐受性。

5. 顽固性疼痛

约 10% 的癌症患者有难以用口服或肠胃外止痛药物治疗的疼痛。在难治性疼痛患者的治疗中，应考虑介入技术如神经阻滞和鞘内给药（intrathecal drug delivery，ITDD）（脊柱或硬膜外）。当一个或多个周围神经区域发生疼痛时或因发生病理性骨折或血管闭塞造成疼痛，可进行外周神经阻滞或神经丛阻滞。使用神经阻滞治疗剂能对周围神经产生较高发病率的神经炎。神经阻滞治疗应限于那些预期寿命短的患者，因为通常它们的有效期为 3-6 个月。

腹腔神经丛阻滞在由于上腹部器官损伤而引起的内脏疼痛是有用的。图 2-3 显示了对不断增加阿片类药物剂量系统治疗或已予以阿片类药物转换，但疼痛仍无法充分缓解的患者，需要考虑使用 ITDD 或硬膜外给予阿片类药物的流程。

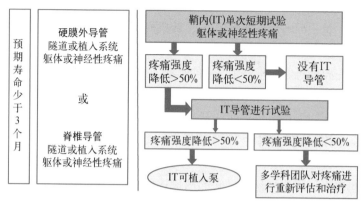

图 2-3 鞘内输注治疗难治性癌痛

源于：Ripamonti CI，Santini D，Maranzano E，et al. Management of cancer pain：ESMO Clinical Practice Guidelines[J]. Ann Oncol，2012，23（Suppl 7）：vii139 - vii154. 已获得牛津大学出版社的许可。

六、总结

WHO 三阶梯止痛仍然是疼痛治疗的临床规范。只有在进行全面评估和验证后，才能根据患者的需要发挥其临床应用。当应用 WHO 指南时，多达 90％的患者可以从疼痛中缓解，无论护理设置、社会和/或文化环境如何。

这种药理学方法是癌症患者的标准治疗方法。只有当这种方法无效时，推荐使用诸如脊柱内给予阿片类药物或神经侵袭性手术等干预措施。

在给予阿片类药物治疗前，需要对癌痛患者的疼痛及其原因进行充分的评估，以避免滥用或依赖的可能危险。

（林晓琳　译）

声明

Dr Ripamonti 和 Dr Bossi 没有报告任何利益冲突。

扩展读物

1. Caraceni A，Hanks G，Kaasa S，et al. Use of opioid analgesics in the treatment of cancer pain：evidence-based recommendations from the EAPC[J]. Lancet Oncol，2012,13：e58－68.

2. Cherny N，Ripamonti C，Pereira J，et al. Strategies to manage the adverse effects of oral morphine：an evidence-based report[J]. J Clin Oncol，2001，19：2542－2554.

3. Chou R，Cruciani RA，Fiellin DA，et al. Methadone safety：a clinical practice guideline from the American Pain Society and College on Problems of Drug Dependence，in collaboration with the Heart Rhythm Society[J]. J Pain，2014,15：321－337.

4. Coleman R，Body JJ，Aapro A，et al. Bone health in cancer patients：ESMO Clinical Practice Guidelines[J]. Ann Oncol，2014，25 (Suppl 3)：iii124－iii137.

5. Glare PA，Davies PS，Finlay E，et al. Pain in cancer survivors[J]. J Clin Oncol，2014，32：1739－1747.

6. Hui D，Bruera E. A personalized approach to assessing and managing pain in patients with cancer[J]. J Clin Oncol，2014，32：1640－1646.

7. Kress HG，Koch ED，Kosturski H，et al. Tapentadol prolonged release for managing moderate to severe，chronic malignant tumor-related pain[J]. Pain Physician，2014,17：329－343.

8. Lalla RV，Bowen J，Barasch A，et al. MASCC/ISOO clinical practice guidelines for the management of mucositis secondary to cancer therapy[J]. Cancer，2014，120：1453－1461.

9. Pachman DR, Watson JC, Lustberg MB, et al. Management options for established chemotherapy-induced peripheral neuropathy [J]. Support Care Cancer, 2014,22: 2281 - 2295.

10. Ripamonti CI, Bareggi C. Pharmacology of opioid analgesia: clinical principles. In: Bruera E, Portenoy RK. Cancer Pain. Assessment and management [M]. New York: Cambridge University Press, 2010: 195 - 229.

11. Ripamonti CI, Bossi P, Santini D, Fallon M. Pain related to cancer treatments and diagnostic procedures: a no man's land? [J] Ann Oncol, 2014,25: 1097 - 1106.

12. Ripamonti CI, Santini D, Maranzano E, et al. Management of cancer pain: ESMO Clinical Practice Guidelines [J]. Ann Oncol, 2012,23(Suppl 7): vii139 - vii154.

第三章

癌症相关性疲劳

J. Weis

德国弗莱堡肿瘤生物中心肿瘤心理学系

一、疲劳的康复

随着现代肿瘤治疗的进步,一些肿瘤如淋巴瘤、乳腺癌或睾丸癌的治愈率有所提高,大多数肿瘤患者有望达到长期生存。然而,对于许多患者来说,这也意味着他们可能患有短期和长期的因疾病或治疗产生的后遗症。癌症相关性疲劳(cancer-related fatigue,CrF)是癌症治疗最常见的副作用。CrF通常被定义为一种自我认知的现象,本质上是主观的,它是一种疲劳或缺乏能量的感觉,其程度、频率和持续时间与体力活动不相称,睡眠或休息后不能缓解。患者常把CrF描述为一种不正常的疲惫感、虚弱感或丧失活动能力,影响情绪和认知功能。

CrF经常被描述为一个多维的结构,包括身体、认知和情绪维度。身体方面将疲劳描述为由于疲劳和能量丧失而导致的躯体症状,从而丧失活动能力。精神或认知方面包括注意力丧失、警觉性降低或短时记忆受损。情绪层面包括诸如失去动力、降低自尊和抑郁情绪等症状。CrF的症状和体征也可能与其他疾病或功能障碍有关。CrF主要是基于患者主观感觉的症状和损伤。CrF对功能水平和健康相关的生活质量(health-related quality of life，HRQOL)有严重影响。CrF的类型和程度在每位患者的表现上是不同的，而且可以随着时间而改变。CrF不仅影响患者及其配偶，而且对健康经济产生许多影响。CrF的患者表现出更高的要求医生咨询、私人医生支持或其他保健服务，以及病假率和工作能力丧失等的比率相对较高。此外，CrF已被证明是癌症后恢复工作的负性预测因子。

二、患病率

已经发表了大量的研究，调查癌症患者CrF的患病率及其相关因素。癌症患者CrF的患病率从59%-100%不等。CrF的发病率最高的是外科、化疗、放疗和/或激素治疗等药物治疗的直接副作用。CrF在某些肿瘤(如胰腺癌、乳腺癌、淋巴瘤)和某些治疗中，如造血干细胞移植(haematopoietic stem cell transplantation，HSCT)或大剂量化疗中的比率较高。治疗中的CrF是慢性CrF发展的危险因素。一些研究表明，疲劳通常在治疗过程中增加，治疗结束后减少。CrF在停止抗肿瘤治疗后，可以持续或者复发。长期CrF可能存在很长一段时间，并可能在治疗结束后持续5年。虽然"慢性疲劳"的标签在这种情况下可能是准确的，但不应与国际疾病分类(International Classification of Diseases，ICD)诊断慢性疲劳综合征(chronic fatigue syndrome，CFS)混淆。CrF在长期存活者的患病率从25%-35%不等，这取决于评估的标准和方法。对于姑息性或临终关怀的患者，CrF可与限制甚至丧失身体功能以及 HRQoL 有关。

三、影响因素(见图 3-1)

尽管在过去十年中进行了大量的研究,但仍没有全面的理论解释 CrF 的发病机制或病因。许多因素被认为影响或导致疲劳,包括医疗条件、生化和心理因素,特别是情绪紊乱。可能涉及的机制是促炎性细胞因子、下丘脑-垂体-肾上腺轴功能紊乱、昼夜节律不同步、骨骼肌萎缩和遗传失调。从躯体的角度看,影响因素包括供氧不足、代谢障碍、内分泌失调以及血流的改变(贫血、低钾血症、低钙血症)。极高的疲劳与诸如干扰素 α 或白细胞介素治疗等癌症治疗有关。也有各种心理社会因素可能解释 CrF。心理因素的研究主要集中在 CrF 与精神病共病的相关性,尤其是抑郁和焦虑。这些内容在心

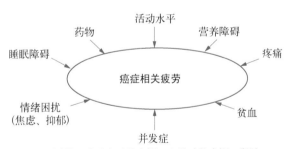

(感染、内分泌功能失调、心脏功能失调、肾脏
功能失调、肺功能失调、肝功能失调、神经功能失调)

图 3-1 影响癌症相关疲劳因素的评估

源于: Mortimer JE, Barsevick AM, Bennett CL, et al. Studying cancer related fatigue: Report of the NCCN Scientific Research Committee [J]. J Natl Compr Canc Netw, 2010, 8: 1331-1339.

理评估部分中做了说明。疲劳与睡眠障碍有很强的相关性，这可能是由于痛苦或潜在的继发性疲劳造成的。

四、诊断与评估

由于 CrF 的复杂性，系统的评估是制订患者治疗策略的先决条件。根据影响因素的概述，评估方法应包括以下领域：

- 临床评估：疼痛、贫血、失眠、营养评估、活动水平、药物副作用、合并症。
- 心理评估：抑郁、焦虑、情绪困扰、应对非癌症相关的社会心理困扰。
- 自我评价：问卷、筛选。

1. 临床评估

CrF 临床病史在诊断过程中的核心作用。医生应具体询问类型、严重程度，以及患者的疲劳症状的时间过程、植物功能（如睡眠模式）和其他因素，如何种类型的药物，营养，使用酒精、烟草、毒品、癌症之前的既往病史，身体情况，及其他躯体合并症。此外，建议检查以下实验室参数：电解质、葡萄糖、转氨酶、γ-谷氨酰转移酶、C-反应蛋白、血细胞计数（特别是红细胞和白细胞计数、血红蛋白水平）和促甲状腺激素。

2. 心理评估

已经有一些研究集中在 CrF 和精神疾病的相关性和合

并症,特别是抑郁和焦虑。由于疲劳是抑郁症的常见症状,因此需要可靠的鉴别诊断。诸如动力丧失、睡眠障碍和认知障碍等症状也与抑郁症的继发症状相重叠。关于 CrF 的影响,可能是长期 CrF 引起抑郁发作。例如,由于知道癌症是一种危及生命的疾病,以及抗癌治疗本身的压力,这可能会导致身体和精神的衰竭,从而使抑郁和焦虑感持续恶化。CrF 可以是先前存在的抑郁症的表现,也可能是抑郁症的原因。在临床实践中,可以用两个筛查问题快速而敏感地检测出 CrF 引起的抑郁症。如果患者回答了这两个问题是肯定的,抑郁症基本确诊。因此,推荐进一步的专业精神病诊断。在一项研究中,长期疲劳被解释为癌症或治疗的后期心理影响。

3. 自评测量

CrF 的评估和临床诊断是医护人员的一项重要任务。专家共识指出,CrF 作为一个复杂的主观现象只能通过自我报告来衡量。由于人们越来越感兴趣,已经开发了许多测量 CrF 的仪器。对于 CrF 的筛查,基于线性模拟量表的整体评估被证明是一种有效的工具。研究文献的回顾表明,CrF 可以有一维或多维的评估方法。一维方法(例如 FACIT FA 模块或简明疲劳量表)只专注于身体疲劳症状。大多数现有的工具都是基于一个多维的方法评估身体、情感和 CrF 的认知方面[如多维疲劳量表(Multidimensional Fatigue Inventory,MFI)或 EORTC FA13],这与 CrF 的认识是一致的。大多数与强度有关,只有少数涉及日常生活的干扰。

五、治疗策略

与其他疼痛、恶心等副作用相比,尚无明确治疗 CrF 的方法。由于 CrF 的影响因素多种多样,因此治疗取决于判断和治疗 CRF 的原因,如贫血。如果病因不明或不清楚,治疗的重点是如何减轻症状或帮助患者改善应对策略。因此,大多数的治疗方法包括支持性治疗。在治疗之前,诊断必须完成,排除了上述可能导致慢性肾功能衰竭的潜在因素("影响因素")。根据 CrF 的美国国家综合癌症网络(National Comprehensive Cancer Network,NCCN)指南,治疗方法首先从 CrF 的全局筛选开始,然后根据 CrF 的级别进行不同的评估过程(见图 3-2)。

如果评估过程已完成,选择支持治疗作为推荐治疗方案,后续的治疗策略将重点放在减轻 CrF 的症状上。应该考虑到患者的临床情况来设计(目前正在接受治疗的患者、完成治疗后的患者,或终末期患者)。此外,应根据患者的需要和个人意愿做出决定。以下治疗 CrF 的方案已被证明是有效的。

- 体育锻炼与训练
- 心理社会干预
- 药物治疗

在过去的十年中,许多研究已经提供的大量证据表明,个性化的体育锻炼有助于降低主观疲劳程度。体育锻炼的重点是提高肌肉力量和耐力,有时结合放松技巧或锻炼身体意识。体育锻炼被证明是对抗疲劳和身体功能状态持续下降的有效

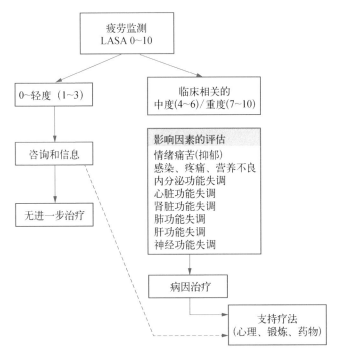

图 3 - 2　NCCN 指南的癌症相关疲劳（CRF）的评价

源于：NCCN 2013 Clinical Practice Guidelines in Oncology：Cancer Related Fatigue. Version 3.2013.

策略。Cochrane 回顾分析显示（Cramp 和 Daniel，2008），如果在持续的辅助治疗中早期应用，对体育锻炼，特别是对一些癌症患者亚组的效果是适度的。各种国家癌症学会均推荐癌症患者进行运动。锻炼和训练中频率和强度应采用个性化的方式，这取决于患者的年龄、肿瘤的临床状态和健身的主观意愿等。

　　治疗 CrF 的心理干预措施涵盖范围广泛，如心理咨询、心理治疗或心理干预、心理教育。除了沟通信息,这些干预措施的主要目标是:帮助患者调整他们对 CrF 的认知评价;改变应对策略以及他们的行为;自助策略来缓解 CrF 的负担。这些干预措施包括放松技术、起搏建议、节能和压力管理等。大多数心理社会干预可以作为个人或团体干预措施进行。有证据表明,这些策略可以提高生活质量,减轻疲劳的主观感觉。最近发表的 Cochrane 综述(Goedentorp 等,2009)表明了心理干预在降低 CrF 中的影响。还有综述指出,在心理社会治疗策略中,认知行为干预被证明是最有效的治疗 CrF 的方法。此外,运动训练和心理社会干预相结合,能产生更好的效果。一些研究表明,心理干预如正念减压(mindfulness-based stress reduction, MBSR)或瑜伽有助于降低 CrF,但需要进一步的研究。

CrF 的药物治疗中,特别讨论了精神类兴奋剂。有一些 RCT 显示哌醋甲酯有效,尤其对长期疲劳和无精神疾病的进展性疾病的患者。眩晕、血压升高和口腔干燥被描述为可能的副作用。系统回顾了使用盐酸哌甲酯异构的结果。效果可能与使用的剂量、癌症阶段和治疗环境有关。一项随机研究显示莫达非尼对早期阶段疲劳患者具有显著疗效。莫达非尼被批准用于治疗发作性睡病,但已被一些研究证明是治疗 CrF 的有效药物。然而,综述表明不推荐使用莫达非尼治疗 CrF,由于大多数研究文献不足,兴奋剂不能作为标准药物治疗 CrF。在一些欧洲国家,哌醋甲酯和莫达非尼不被批准用于 CrF,因此处方可能有困难。其他降低 CrF 药物的研究很少,包括使用补充和替代药,如左旋肉碱、人参和瓜拉纳。也有一些研究表明,安非他酮或选择性 5 -羟色胺再摄取抑制剂(selective serotomin reuptake inhibitors，SSRIs)(如帕罗西汀)可以治疗 CrF。

六、结论

在癌症相关症状中，CrF 在整个癌症的发病率最高。虽然 CrF 与癌症及其治疗有关，但许多躯体和心理社会因素也会影响 CrF。然而，躯体和社会心理因素的综合模型仍然未形成。虽然已经开发了许多评估工具，但目前还没有评估 CrF 的金标准。非药物支持治疗干预 CrF 患者中，运动和体育训练结合心理健康教育，却仅有较小幅度的影响。这些治疗策略是在住院或门诊康复服务中提供的。在药物治疗方面，兴奋剂还需要进一步的研究。此外，在部分研究中测试了一些辅助药物的作用，但结果尚不清楚。目前，已经制定的评估和治疗指南，可改善对 CrF 患者的支持治疗。但在基础研究、术后治疗和癌症患者康复领域，CrF 仍然被视为是一个重大挑战。

(马越　译)

声明

Professor Weis 没有报告任何利益冲突。

扩展读物

1. Brown LF，Kroenke K. Cancer-related fatigue and its associations with depression and anxiety：a systematic review ［J］. Psychosomatics，2009，50：440‐447.
2. Cramp F，Daniel J. Exercise for the management of cancer-related

fatigue in adults [J]. Cochrane Database Syst Rev, 2008, (2): CD006145.

3. Finnegan-John J, Molassiotis A, Richardson A, et al. A systematic review of complementary and alternative medicine interventions for the management of cancer-related fatigue [J]. Integr Cancer Ther, 2013,12: 276 – 290.

4. Bruera E, Higginson IJ, Ripamonti C, von Gunten CF. Textbook of Palliative Medicine [M] //Gamondi C, Neuenschwander H. Pathophysiology of fatigue. London, UK: Hodder Arnold, 2009: 613 – 620.

5. Goedendorp MM, Gielissen MF, Verhagen CA, et al. Psychosocial interventions for reducing fatigue during cancer treatment in adults [J]. Cochrane Database Syst Rev, 2009,(1): CD006953.

6. Howell D, Keller-Olaman S, Oliver TK, et al. A pan-Canadian practice guideline and algorithm: screening, assessment, and supportive care of adults with cancer-related fatigue [J]. Curr Oncol, 2013,20: e233 – e246.

7. Minton O, Stone P. A systematic review of the scales used for the measurement of cancer-related fatigue (CRF) [J]. Ann Oncol, 2009, 20: 17 – 25.

8. Minton O, Richardson A, Sharpe M, et al. Drug therapy for the management of cancer-related fatigue[J]. Cochrane Database Syst Rev, 2010, (7): CD006704.

9. Mortimer JE, Barsevick AM, Bennett CL, et al. Studying cancer related fatigue: Report of the NCCN Scientific Research Committee [J]. J Natl Compr Canc Netw, 2010,8: 1331 – 1339.

10. NCCN (National Comprehensive Cancer Network). Clinical Practice Guidelines in Oncology: Cancer Related Fatigue [Z/OL]. Version 3.2013. http://www.nccn.org/professionals/physician_gls/f_guidelines.asp.

第四章

心理障碍

E. Andritsch

奥地利格拉茨大学内科医学中心肿瘤学临床学系

一、概述

一旦诊断出癌症,患者往往会在生命中第一次痛苦地面对生和死的意义。肿瘤患者及其亲属对于他们生活的各方面顾虑重重,并且需要全方位的适应。尽管肿瘤的治疗以及康复手段都在不断改善,但是肿瘤患者仍然面对着各种生理、心理以及社交问题。恐惧、沮丧以及失控感可能扰乱他们的情感平衡。糟糕的自我感觉是削弱一个人的身份或改变他们生活取向的诸多因素之一,而社会、经济以及职业影响可能会威胁到他们的安全感。世界各地的研究表明,慢性病尤其会导致贫困,而贫穷是疾病和生活质量的痛苦因素。家庭、朋友、社会资源以及个人的态度和信仰也会影响癌症诊断。心理、个人和社会资源的不足会增加患者痛苦无助和绝望的感觉。痛苦是一种情绪、心理、社会或精神层面上的不愉快经历。这些情绪反应和社会心理影响范围从正常的脆弱、悲伤和恐惧到严重的心理障碍,如调整障碍、焦虑症、创伤后应激障碍、抑郁、家庭冲突或存在危机(见图4-1)。

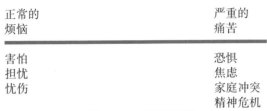

正常的 烦恼	严重的 痛苦
害怕 担忧 忧伤	恐惧 焦虑 家庭冲突 精神危机

图 4-1 痛苦的持续

源于：Holland J. Distress management in cancer：standards and clinical practice guidelines，Slide 11. Slide set available at：http：//docs.ipos-society.org/education/core_curriculum/en/Holland_distr/player.html.

图 4-2 显示的是一个更为广泛的模型，描述了压力源与持续痛苦之间的路径。人们应该意识到，不同的压力也会影响照顾者。医疗团队应以预防为目的。

通往困境的路径模型

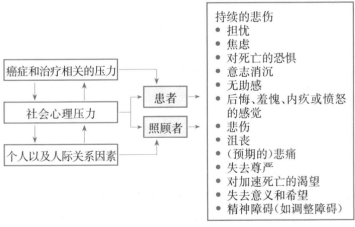

图 4-2 连接压力源和痛苦的途径

源于：Holland J，Breitbart W，Jacobsen P，et al. Psycho-Oncology[M]. 2nd ed. Oxford：Oxford University Press，2010. 已获得著作权许可。

二、精神障碍

在最近的科学报道中,癌症患者的精神障碍患病率从9.8%-38.2%不等。在一篇综述中,通过《精神疾病诊断与统计手册》(Diagnostic and Statistical Manual of Mental Disorders,DSM)或国际疾病分类(International Classification of Diseases,ICD)标准诊断的肿瘤和血液疾病的抑郁症患病率为16.3%(95% CI:13.4-19.5)。心境障碍的患病率为2.7%(95% CI:1.7-4.0),调节障碍的患病率为19.4%(95% CI:14.5-24.8),焦虑障碍的患病率为10.3%(95% CI:5.1-17.0)。总的数字加起来高达38.2%(95% CI:28.4-48.6)。在姑息治疗组(24项研究)中,抑郁症、调节障碍、焦虑症和综合诊断的患病率分别为16.5%、15.4%、9.8%和29.0%。报道的患病率不同取决于所使用的诊断过程(如临床访谈、标准化问卷)以及疾病的阶段,如图4-3所示。

调节障碍是最常见的与肿瘤有关的精神疾病诊断之一,通常是在有压力的情况下出现的,如癌症的诊断,它们涉及情绪和行为反应,如情绪低落、焦虑或两者兼而有之,患病率为11%-35%。焦虑症包括广泛性焦虑症、恐惧症和创伤后应激障碍。在疾病晚期,患者对疾病的复发或进展有不同的恐惧:即将死亡、依赖他人、失去自主性以及与疼痛和毒性治疗相关的痛苦。抑郁症的定义是持续的抑郁情绪或失去快乐。其他症状包括精神运动改变、认知和躯体问题。抑郁症在晚期疾病患者中更常见。更年轻的年龄、家庭和/或个人抑郁史、不良的社会支持、低乐观、低自尊、沟通缺乏,以及压力

癌症患者精神障碍的流行病学

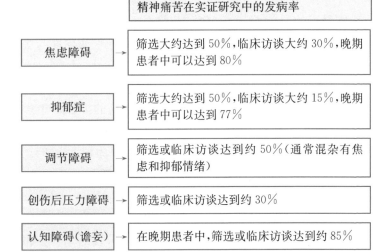

精神痛苦在实证研究中的发病率	
焦虑障碍	筛选大约达到 50%,临床访谈大约 30%,晚期患者中可以达到 80%
抑郁症	筛选大约达到 50%,临床访谈大约 15%,晚期患者中可以达到 77%
调节障碍	筛选或临床访谈达到约 50%(通常混杂有焦虑和抑郁情绪)
创伤后压力障碍	筛选或临床访谈达到约 30%
认知障碍(谵妄)	在晚期患者中,筛选或临床访谈达到约 85%

图 4-3 肿瘤患者精神异常的流行病学

源于：Mehnert A，et al. Psychosocial assessment in cancer patients，Slide 6. Slide set available at：http：//docs.ipos-society.org/education/core_curriculum/en/KochMehnert_assess/player.html.

或创伤生活事件,都是额外的风险因素。抑郁和悲伤是一种更为严重的不利条件,可能会使癌症治疗和患者护理更加复杂。存在的痛苦被定义为无助和绝望、精神错乱、失去尊严、给他人带来负担等感觉,以及失去生活的意愿或渴望加速死亡的欲望。有些癌症患者在诊断后认为生活更有意义;而另一些人则表示他们失去了意义或缺乏感觉。后者可以触发对意义的搜索,但如果没有成功,继续寻找意义,就会与适应不良、严重的焦虑和痛苦联系在一起。自杀的想法在晚期疾病患者中最为常见，可以视为在一种被认为是无法控制的情况下恢复控制感的尝试。根据临床报告，大约 15％的晚期癌症患者有自杀的想法。

三、治疗选择

所有肿瘤患者都应提供心理治疗。对肿瘤患者的心理社会评价提供了广泛的标准化方法，包括临床访谈、调查问卷、自我评估和外部评估工具、筛查诊断标准的标准列表或检查表、心理测试，如神经心理测试和标准化的行为观察。

其他可被使用的程序包括心理生理指标，如观察行为或生物反馈等，如计算机断层成像或磁共振成像、心理-神经-免疫措施，以及心理-神经内分泌测量等。

除了标准的治疗措施外，家庭和朋友的支持在癌症治疗和长期适应中起着至关重要的作用，因为这些人有照顾和关心患者的双重责任。家庭成员可以积极地与患者进行情感合作，同时也试图管理自己的内心感受。

四、心理干预

心理干预视患者的情况不同而不同，也会随着疾病的发展而变化。例如，癌症复发需要许多适应策略和技术，例如学会活在当下。当面对一种晚期疾病，不仅是患者，而且他们身边的人也会有具体的愿望和需求。医生与患者之间的沟通质量是一个关键的变量，良好的沟通技巧可以通过信任和信心（融洽的关系）的发展来减少常见的心理治疗干预措施，详见下文。

精神教育包括广泛的活动,结合教育和其他活动,如咨询和支持性干预,心理教育的干预可以单独或成群地进行,也可以根据患者的需要进行调整或标准化。这种干预通常包括为患者提供有关治疗、症状、资源和服务的信息,以及应对癌症的建议。

应对技能培训包括干预措施,如放松和压力管理、自信的沟通、认知重组和解决问题、咨询以及计划愉快的活动。

认知行为疗法是一种心理治疗方法,帮助患者理解影响行为的思想和情感。它可以用于治疗癌症患者,消除恶心、控制焦虑、疼痛和抑郁。

(许琦,仇晓霞　译)

声明

Dr Andritsch 没有报告任何利益冲突。

扩展读物

1. Breitbart W, Rosenfeld B, Gibson C, et al. Impact of treatment for depression on desire for hastened death in patients with advanced AIDS[J]. Psychosomatics, 2010, 51: 98 – 105.

2. de Figueiredo JM. Depression and demoralization: phenomenologic differences and research perspectives [J]. Compr Psychiatry, 1993,34: 308 – 311.

3. Delgado-Guay M, Parsons HA, Li Z, et al. Symptom distress in advanced cancer patients with anxiety and depression in the palliative care setting[J]. Support Care Cancer, 2009,17: 573 – 579.

4. Kissane DW, Clarke DM, Street AF. Demoralization syndrome — a

relevant psy chiatric diagnosis for palliative care [J]. J Palliat Care, 2001,17：12 - 21.

5. Watson M, Kissane DW. Handbook of psychotherapy in cancer care [M] //Lederberg M, Holland J. Supportive psychotherapy in cancer care: an essential ingredient of all therapy. West Sussex: John Wiley and Sons, 2011：3 - 14.

6. LeMay K, Wilson KG. Treatment of existential distress in life threatening illness: a review of manualized interventions[J]. Clin Psychol Rev, 2008, 28: 472 - 493.

7. Holland J, Breitbart W, Jacobsen P, et al. Psycho-oncology[M] // Levin T, Alici Y. Anxiety disorders. 2nd ed. New York: Oxford University Press, 2010: 324 - 331.

8. Li M, Fitzgerald P, Rodin G. Evidence-based treatment of depression in patients with cancer[J]. J Clin Oncol, 2012, 30: 1187 - 1196.

9. Holland J, Breitbart W, Jacobsen P, et al. Psycho-oncology[M]// Li M, Hales SRG, Rodin G. Adjustment disorders. 2nd ed. New York: Oxford University Press, 2010: 303 - 310.

10. Mehnert A, Koch U, Schulz H, et al. Prevalence of mental disorders, psycho-social distress and need for psychosocial support in cancer patients — study protocol of an epidemiological multi-center study[J]. BMC Psychiatry, 2012, 12: 70.

11. Mitchell AJ, Chan M, Bhatti H, et al. Prevalence of depression, anxiety, and adjustment disorder in oncological, haematological, and palliative-care set-tings: a meta-analysis of 94 interview-based studies[J]. Lancet Oncol, 2011, 12: 160 - 174.

12. National Comprehensive Cancer Network. Distress management. Clinical prac-tice guidelines [J]. J Natl Compr Canc Netw, 2003, 1: 344 - 374.

13. Rodin G, Lo C, Mikulincer M, et al. Pathways to distress:

the multiple deter-minants of depression, hopelessness, and the desire for hastened death in metastatic cancer patients[J]. Soc Sci Med, 2009,68: 562 - 569.

14. Vehling S, Koch U, Ladehoff N, et al. Prevalence of affective and anxiety dis-orders in cancer: systematic literature review and meta-analysis [J]. Psychother Psychosom Med Psychol, 2012, 62: 249 - 258.

15. Watson M, Kissane DW. Handbook of psychotherapy in cancer care [M]. West Sussex: John Wiley and Sons, 2011.

第五章

皮肤黏膜改变

R. V. Lalla[1], C. B. Boers-Doets[2]

[1] 美国康涅狄格大学康涅狄格健康中心口腔医学分会；
[2] 荷兰莱顿大学医学中心

一、简介

肿瘤治疗,包括常规化疗、靶向治疗和放射治疗,通常会影响皮肤及黏膜组织。抗肿瘤治疗或多或少会引起皮肤黏膜相关的不良事件,如影响皮肤、毛发、指甲、甲床、眼睛、鼻腔、口腔、咽喉、消化道和外生殖器的不良反应。本章将讨论在肿瘤患者中出现的更为严重的皮肤黏膜相关毒性反应,以及与放化疗相关的黏膜炎的诊断及管理,采取预防措施保持皮肤在肿瘤治疗过程中的健康状态。其他皮肤相关症状的管理可在欧洲肿瘤内科学会的官网上查阅（http://oncologypro.esmo.org/）。

二、黏膜炎

1. 流行病学

由于肿瘤治疗导致的黏膜损伤可影响整个胃肠道。10%-40%接受化疗的实体瘤患者、80%接受头颈部放疗的患者,以及 89% 在造血干细胞移植前接受高剂量的化疗患者会出现口腔黏膜炎。在接受化疗的 599 例实体瘤或淋巴瘤患者中,51% 发展为口腔和/或胃肠黏膜炎。在 599 例患者的 1 236 个化疗周期中,22% 的患者出现口腔黏膜炎,7% 的患者出现胃肠黏膜炎,同时出现的患者占 8%。

2. 临床症状和体征

口腔黏膜炎可表现为口腔黏膜红斑、侵蚀或溃疡。病变通常局限于口腔的非角质化区域,如舌腹侧和外侧、颊黏膜和软腭。黏膜炎病变的严重程度与化疗或放疗的剂量呈正比。口腔黏膜炎最常见的症状是口腔疼痛。胃黏膜炎可表现为腹痛、腹胀或腹泻。在接受常规化疗的患者中,在化疗结束 10 - 14 d,黏膜炎症状可缓解,而在接受高剂量辐射的患者中,则需要数周时间。

3. 发病率

黏膜炎引起的疼痛可显著影响患者的营养摄入、口腔护理和生活质量(QoL)。黏膜炎病变引起的继发性感染可导致全身性败血症,特别是在免疫抑制期间。严重的黏膜炎与系统性感染和移植相关的病死率有关。实体瘤或淋巴瘤化疗期间,黏膜炎发生感染的概率增加一倍,且与黏膜炎的严重程度成正比。当发生严重的黏膜炎时,化疗剂量要减少一半。在接受头颈部放疗的患者中,黏膜炎可导致剧烈疼痛、体重下降、住院治疗及放疗中断。综上所述,黏膜炎是剂量限制性毒性反应。

4. 经济影响

黏膜炎的支持治疗包括止痛剂、液体饮食补充剂、肠内营养或全胃肠外营养（total parenteral nutrition，TPN）、液体置换和感染管理。在化疗患者的研究中，每周期化疗住院治疗费用有所不同，当仅有黏膜改变而无黏膜炎时，费用为 3 893美元；当出现口腔黏膜炎时，费用为 6 277 美元；当同时出现口腔黏膜炎和胃肠黏膜炎时，费用为 9 132 美元。在接受放疗的头颈部肿瘤患者中，根据口腔黏膜炎的严重程度，相应增加 1 700～6 000 美元的住院治疗费用。

5. 治疗

黏膜炎的治疗主要是减轻黏膜炎的相关症状以确保患者的舒适度，并继续接受治疗，这包括疼痛的管理，以及其他症状如腹泻的治疗。虽然对症处理非常重要，但也有一些针对性的干预措施可用于预防或减轻严重的黏膜炎。癌症支持治疗多国协会和国际口腔肿瘤学会（Multinational Association of Supportive Care in Cancer/International Society of Oral Oncology，MASCC/ISOO）最近更新了口腔和胃肠道黏膜炎的循证临床实践指南。指南包括推荐治疗方案（基于较高级别的证据）和建议治疗方案（基于较低级别的证据）。在证据不足或有争议的情况下，确定了"无可指导性指南"。MASCC/ISOO 黏膜炎指南见表 5－1 和表 5－2。MASCC/ISOO 黏膜炎的循证临床实践指南已被纳入其他组织，包括欧洲医学肿瘤协会（European Society for Medical Oncology，ESMO）、肿瘤护理学会（Oncology Nursing Society，ONS）和美国国家综合癌症网络（NCCN）发布的黏膜炎指南中。

表 5-1　MASCC/ISOO 口腔黏膜炎临床实践指南

强烈推荐（证据强）

1. 接受 5-FU 化疗的患者，建议使用 30 min 的口腔冷冻治疗来预防口腔黏膜炎（Ⅱ）

2. 接受高剂量化疗和全身放疗后行自体干细胞移植的恶性血液肿瘤患者，建议使用重组人角质形成细胞生长因子-1（KGF-1/palifermin）防止口腔黏膜炎（在预处理前 3 天或移植后 3 天，剂量为每天 60 μg/kg）（Ⅱ）

3. 接受 HSCT 治疗的患者，无论是否高剂量诱导化疗，接受或不接受放疗，建议采用低水平激光治疗（波长 650 nm，功率 40 mW，使组织接收到的能量达到 2 J/cm^2）用于预防口腔黏膜炎（Ⅱ）

4. 接受 HSCT 治疗的患者，建议用吗啡控制口腔黏膜炎引起的疼痛（Ⅱ）

5. 接受中等剂量放疗（约 50 Gy）且无化疗增敏的头颈部肿瘤患者，建议使用苯甲酸漱口剂来预防口腔黏膜炎（Ⅰ）

推荐（证据弱）

1. 建议采用口腔护理方案来预防所有年龄组和所有肿瘤治疗方案引起的口腔黏膜炎（Ⅲ）

2. 接受高剂量美法仑诱导治疗的 HSCT 患者，无论有无接受全身放疗，建议口腔冷冻疗法预防口腔黏膜炎（Ⅲ）

3. 接受放疗且无化疗增敏的头颈部肿瘤患者，建议使用低水平激光治疗（波长约 632.8 nm）预防口腔黏膜炎

4. 接受常规和大剂量化疗的患者，无论有无放疗，建议使用芬太尼透皮贴治疗口腔黏膜炎引起的疼痛（Ⅲ）

5. 接受放疗头颈部肿瘤患者,建议使用0.2%吗啡漱口液治疗口腔黏膜炎引起的疼痛(Ⅲ)

6. 建议使用0.5%的多虑平漱口水治疗口腔黏膜炎引起的疼痛(Ⅳ)

7. 接受放疗或化疗的患者,建议口服锌剂预防口腔黏膜炎(Ⅲ)

强烈不推荐(证据强)

1. 接受放疗的头颈部肿瘤患者,PTA(多黏菌素、妥布霉素、两性霉素B)和BCoG(杆菌肽、克霉唑、庆大霉素)抗菌锭剂和PTA糊剂不可用于预防口腔黏膜炎(Ⅱ)

2. 接受大剂量化疗的HSCT患者(Ⅱ)及接受放疗或放化疗的头颈部肿瘤患者(Ⅱ),抗菌漱口水不可用于预防口腔黏膜炎

3. 接受放疗(Ⅰ)、化疗(Ⅰ)或放化疗(Ⅱ)的头颈部肿瘤患者,硫糖铝漱口剂不可用于预防口腔黏膜炎

4. 接受化疗(Ⅰ)或放疗(Ⅱ)的头颈部肿瘤患者,硫糖铝漱口剂不可用于预防口腔黏膜炎

5. 接受大剂量化疗的HSCT患者(Ⅱ),静脉注射谷氨酰胺不能用于预防口腔黏膜炎

不推荐(证据弱)

1. 接受放疗的头颈部肿瘤患者,氯己定漱口剂不能用于预防口腔黏膜炎(Ⅲ)

2. 接受大剂量化疗的自体或同种异体干细胞移植患者,粒细胞-巨噬细胞集落刺激因子(GM-CSF)漱口液不能用于预防口腔黏膜炎(Ⅱ)

3. 接受放疗的头颈部肿瘤患者,米索前列醇漱口剂不能用于预防口腔黏膜炎(Ⅲ)

4. 接受骨髓移植的患者,口服己酮可可碱不能用于预防口腔黏膜炎(Ⅲ)

5. 接受大剂量化疗的HSCT患者(Ⅱ)和接受放疗的头颈部肿瘤患者(Ⅲ),口服毛果芸香碱不能用于预防口腔黏膜炎

表 5 - 2   **MASCC / ISOO 胃肠道黏膜炎的临床实践指南**

强烈推荐(证据强)

1. 建议静脉注射氨磷汀,剂量≥340 mg/m²,防止患者接受放疗后发生放射性直肠炎(Ⅱ)

2. 建议奥曲肽,剂量≥100 μg 皮下注射,2 次/d。如果洛哌丁胺无效(Ⅱ),可用于治疗标准或高剂量化疗联合造血干细胞移植引起的腹泻

推荐(证据弱)

1. 建议静脉注射氨磷汀可用来防止非小细胞肺癌接受同步放化疗引起的食管炎(Ⅲ)

2. 推荐硫糖铝灌肠用于治疗慢性放射性直肠炎伴直肠出血的患者(Ⅲ)

3. 推荐柳氮磺胺吡啶,剂量为 500 mg,2 次/d 口服给药,可用于防止患者在接受盆腔放疗后出现的放射性肠病(Ⅱ)

4. 接受化疗和(或)放疗的恶性盆腔肿瘤患者,建议使用含有乳酸菌菌种的益生菌预防腹泻(Ⅲ)

5. 接受实体瘤放疗出现放射性直肠炎的患者,建议高压氧治疗(Ⅳ)

反对干预的建议(即强有力的证据)
强烈不推荐(证据强)

1. 不建议口服硫糖铝治疗实体瘤放疗引起的胃肠道黏膜炎患者(Ⅰ)

2. 不建议口服 5 - 乙酰水杨酸(ASA)和相关的化合物美沙拉嗪、奥沙拉嗪用于预防盆腔恶性肿瘤放疗引起的急性放射性腹泻患者(Ⅰ)

3. 不建议米索前列醇栓用于预防前列腺癌患者接受放疗引起的急性放射性直肠炎

不推荐(证据弱)

无

6. 皮肤损害

目前,对皮肤损害的管理方案仍缺乏有效的证据,对皮肤损害引起的与健康相关的生活质量和治疗依从性的影响仍了解很少。由于对不良事件研究很少,难以形成循证医学的证据,对于皮肤损害的推荐方案需根据其他各种资源决定。在形成循证医学证据前,有很多关于皮肤损害管理的成功案例和专家共识可指导临床,下面重点讨论最常见的皮肤损害问题。对于其他皮损的治疗推荐可在 ESMO Oncology PRO 门户网站上查阅,包括医学教育项目——表皮生长因子受体(epidermal growth factor receptor,EGFR)抑制剂的皮肤毒性和多激酶抑制剂的皮肤相关副作用。

7. 预防措施

预防措施、早期发现和早期干预对靶向治疗引起的皮肤副反应至关重要。不良事件管理策略包括:避免干扰患者的日常生活;维持或恢复患者的舒适生活质量,并尽可能长时间地维持治疗。应该教育患者去处理治疗的不良事件。理想的情况是,所有患者在开始治疗时都被告知应采取哪些措施使其皮肤保持健康状态。靶向药物会导致皮肤干燥,因此,推荐使用油脂面霜来保持皮肤的水分。然而,凡士林纱布会堵塞皮脂腺。应该使用正确的水和油比例的面霜。不同的皮肤外用产品,根据它们的组成,分为凡士林软膏、身体润肤霜、唇膏、面霜、乳液和凝胶。这些产品中,凡士林含油脂最多,凝胶含水最多。一般情况下,含水量较高的产品可以更好地湿润皮肤。凡士林纱布应用仅限于皮脂腺较少的区域,如手/手指和足部/脚后跟的裂缝。此外,建议患者应用保湿产品。睡前应该在脸、胸、手和脚等部位涂抹大量的保湿霜。洗净后应该使用润肤霜。由于皮肤及黏膜损伤,后期可能发生感染,需要特别注意避免或减少发生概率。在感染的情况下,无菌棉签是最常用的。如果伤口是潮湿的,可应用商品化的拭子。如果伤口是干燥的,可以用无菌的生理盐水沾湿棉签进行消毒。

在治疗1-2个周期的过程中,应积极监测患者。从第3个周期开始,每个周期或每4周,根据治疗计划积极监测患者。早期治疗干预可以阻止进展。对于非危及生命的不良事件,只有在治疗失败后或与患者商量后,考虑调整剂量。对于非危及生命的不良事件,避免两次剂量调整。在大多情况下,一次剂量减少或剂量延迟就足够。因此,对不良反应的处理至关重要。

三、甲沟炎

甲沟炎是指临近手指或脚趾甲组织发生的感染,现已被报告与 EGFR 和哺乳动物的雷帕霉素(mammalian target of rapamycin,mTOR)抑制剂的使用相关。甲沟炎会影响指甲或脚趾甲周围区域,脚趾比手指发生更频繁。为什么有的甲沟炎与靶向治疗相关,有些则不是,具体机制还不清楚。甲沟炎症状包括指甲床和褶皱的红斑与水肿,有时会伴随皮肤局部的皮温升高。被感染的指甲可能发生肿胀、发炎等。由于甲沟炎很疼痛,即使是简单的日常活动也会很困难。疼痛也会妨碍正常穿衣服和步行。在某些情况下,只能穿凉鞋。当穿上不合适的鞋子或外伤的情况下，可能会导致出血。此外，在寒冷的季节里，甲沟炎症状会加重。

患者靶向治疗1-2个月后，常常会发生甲沟炎。另外，以前接受过细胞毒性化疗的患者发生甲沟炎的风险增加。甲沟炎也可能进展为疼痛的化脓性肉芽肿样病变。化脓性肉芽肿是一种血管病变，可发生于黏膜和皮肤，表现为组织过度增生。

1. 临床症状和体征

对手和脚的甲沟炎评估应该是全身皮肤检查的一部分。指（趾）甲处炎症反应通常为甲沟炎的第一个症状。甲沟炎，包括脓性肉芽肿，有主观和客观上的症状和体征：灼烧感、皮肤疼痛、皮肤触痛、痂皮形成、角质层破坏、指甲水肿、指甲剥离或脱落、甲周脓肿、脓性肉芽肿、红斑、皮肤温度升高等。

2. 治疗

如果发生甲沟炎，开始治疗以减少炎症形成为目的，减少肉芽组织增生，防止感染。轻度甲沟炎，针对受影响的手指或脚趾的局部治疗就足够。重度甲沟炎，应该联合治疗，包括局部用药和全身抗菌药物。

患者应持续每天使用消毒剂浸泡2-3次，每次15-20 min[1∶1在温水中加入醋、稀释的漂白剂(0.005%)、聚维酮碘1∶10、高锰酸钾1∶10 000]。此外，含聚维酮碘的软膏和口服抗生素(如果不是重叠感染考虑四环素类，否则考虑口服喹诺酮类)应用7-14 d。在抗感染中，对感染部位进行标本细菌培养,进而行抗生素敏感性和耐药性测定。根据培养结果进行抗生素调整。如果感染酵母或真菌(念珠菌),可应用抗真菌药物。外用皮质类固醇可用于减轻炎症。

甲沟炎可用局部麻醉剂如利多卡因凝胶 4% 盐酸处理。如果局部麻醉药镇痛效果不佳,可口服止痛药如对乙酰氨基酚、扑热息痛或 NSAID。

化脓性肉芽肿可采用电或液态氮、硝酸银或三氯乙酸行化学烧灼。硝酸银应每周 1 次或 2 次使用。手术拔甲一般是禁忌的,若皮肤过度生长可以通过电疗来解决。虽然部分或全部指甲撕脱的证据水平较弱,但如果其他治疗失败,可以推荐在极端情况下使用。

(焦锋 译)

声明

Lalla 博士从 BioAlliance Pharma 公司获得研究资金,曾担任 Sucampo AG、iNova Pharmaceuticals、Fera Pharmaceuticals 和 Phillips Gilmore Oncology Communications 的顾问。

Boers Doets 女士已从安进、阿斯利康、拜耳医药、勃林格殷格翰,EUSA 制药、葛兰素史克、默克雪兰诺公司发言人、默沙东制药、北欧、Takeda、诺华、辉瑞、罗氏等公司作为咨询者或者发言者获得酬金。

扩展读物

1. Al-Dasooqi N, Sonis ST, Bowen JM, et al. Mucositis Study Group of the Mul-tinational Association of Supportive Care in Cancer/International Society of Oral Oncology (MASCC/ISOO). Emerging evidence on the pathobiology of mucositis [J]. Support Care

Cancer，2013，21：3233-3241.

2. Gibson RJ，Keefe DMK，Lalla RV，et al. Mucositis Study Group of the Multinational Association of Supportive Care in Cancer/International Society of Oral Oncology（MASCC/ISOO）. Systematic review of agents for the management of gastrointestinal mucositis in cancer patients［J］. Support Care Cancer，2013，21：313-326.

3. Jensen SB，Jarvis V，Zadik Y，et al. Mucositis Study Group of the Multinational Association of Supportive Care in Cancer/International Society of Oral Oncology（MASCC/ISOO）. Systematic review of miscellaneous agents for the management of oral mucositis in cancer patients［J］. Support Care Cancer，2013，21：3223-3232.

4. Lalla RV，Bowen J，Barasch A，et al. Mucositis Guidelines Leadership Group of the Multinational Association of Supportive Care in Cancer and International Society of Oral Oncology（MASCC/ISOO）. MASCC/ISOO clinical practice guidelines for the management of mucositis secondary to cancer therapy［J］. Cancer，2014，120：1453-1461.

5. McGuire DB，Fulton JS，Park J，et al. Mucositis Study Group of the Multina-tional Association of Supportive Care in Cancer/International Society of Oral Oncology（MASCC/ISOO）. Systematic review of basic oral care for the management of oral mucositis in cancer patients［J］. Support Care Cancer，2013，21：3165-3177.

6. Migliorati C，Hewson I，Lalla RV，et al. Mucositis Study Group of the Multinational Association of Supportive Care in Cancer/International Society of Oral Oncology（MASCC/ISOO）. Systematic review of laser and other light therapy for the management of oral mucositis in cancer patients［J］. Support Care Cancer，2013，21：333-341.

7. Nicolatou-Galitis O，Sarri T，Bowen J，et al. Mucositis Study Group of the Multinational Association of Supportive Care in Cancer/

International Society of Oral Oncology (MASCC/ISOO). Systematic review of anti-inflammatory agents for the management of oral mucositis in cancer patients [J]. Support Care Cancer, 2013, 21: 3179 - 3189.

8. Peterson DE, Bensadoun RJ, Roila F. ESMO Guidelines Working Group. Management of oral and gastrointestinal mucositis: ESMO Clinical Practice Guidelines [J]. Ann Oncol, 2011, 22 (Suppl 6): vi78 - vi84.

9. Peterson DE, Ohrn K, Bowen J, et al. Mucositis Study Group of the Multinational Association of Supportive Care in Cancer/International Society of Oral Oncology (MASCC/ISOO). Systematic review of oral cryotherapy for the management of oral mucositis caused by cancer therapy [J]. Support Care Cancer, 2013, 21: 327 - 332.

10. Raber-Durlacher JE, von Bültingslowen I, Logan RM, et al. Mucositis Study Group of the Multinational Association of Supportive Care in Cancer/International Society of Oral Oncology (MASCC/ISOO). Systematic review of cytokines and growth factors for the management of oral mucositis in cancer patients [J]. Support Care Cancer, 2013, 21: 343 - 355.

11. Saunders DP, Epstein JB, Elad S, et al. Mucositis Study Group of the Multinational Association of Supportive Care in Cancer/International Society of Oral Oncology (MASCC/ISOO). Systematic review of antimicrobials, mucosal coating agents, anesthetics, and analgesics for the management of oral mucositis in cancer patients [J]. Support Care Cancer, 2013, 21: 3191 - 3207.

12. Yarom N, Ariyawardana A, Hovan A, et al. Systematic review of natural agents for the management of oral mucositis in cancer patients [J]. Support Care Cancer, 2013, 21: 3209 - 3221.

Skin complaints

13. Boers-Doets CB. The Target System — Approach to assessment,

grading, and management of dermatological & mucosal side effects of targeted anticancer therapies（Edn 1）［M］. Wormer：IMPAQTT，2014.

14. European Society for Medical Oncology. Dermatological side effects of multikinase inhibitors-medical education programme［R/OL］. 2014. http：//oncologypro.esmo.org/Guidelines-Practice.

15. Eaby B，Culkin A，Lacouture ME. An interdisciplinary consensus on managing skin reactions associated with human epidermal growth factor receptor inhibitors［J］. Clin J Oncol Nurs，2008，12：283 - 290.

16. Eames T，Grabein B，Kroth J，et al. Microbiological analysis of epidermal growth factor receptor inhibitor therapy-associated paronychia［J］. J Eur Acad Dermatol Venereol，2010，24：958 - 960.

17. Edmonds K，Hull D，Spencer-Shaw A，et al. Strategies for assessing and managing the adverse events of sorafenib and other targeted therapies in the treatment of renal cell and hepatocellular carcinoma：recommendations from a European nursing task group［J］. Eur J Oncol Nurs，2012，16：172 - 184.

18. Lacouture ME，Basti S，Patel J，et al. The SERIES clinic：an interdisciplinary approach to the management of toxicities of EGFR inhibitors［J］. J Support Oncol，2006,4：236 - 238.

19. Lacouture ME，Maitland ML，Segaert S，et al. A proposed EGFR inhibitor dermatologic adverse event-specific grading scale from the MASCC skin toxic-ity study group［J］. Support Care Cancer，2010,18：509 - 522.

20. Lacouture ME，Wu S，Robert C，et al. Evolving strategies for the management of hand-foot skin reaction associated with the multitargeted kinase inhibitors sorafenib and sunitinib［J］. Oncologist，2008,13：1001 - 1011.

21. Lacouture ME. Mechanisms of cutaneous toxicities to EGFR inhibitors[J]. Nat Rev Cancer, 2006,6: 803 - 812.

22. European Society for Medical Oncology. Management of skin toxicities from EGFR inhibitor therapies — medical education programme [R/OL]. 2009. http: //oncologypro. esmo. org/ Guidelines-Practice/EGFRI-Related-Skin-Toxicity.

23. Segaert S, Van CE. Clinical management of EGFRI dermatologic toxicities: the European perspective [J]. Oncology (Williston Park), 2007,21(11 Suppl 5): 22 - 26.

24. Shu KY, Kindler HL, Medenica M, et al. Doxycycline for the treatment of paronychia induced by the epidermal growth factor receptor inhibitor cetuximab [J]. Br J Dermatol, 2006, 154: 191 - 192.

第六章

胃肠道后遗症

C. Donnellan[1] , L. Smith[2] ,J. Maher[2]

[1] 英国利兹大学附属医院；
[2] 英国伦敦麦克米伦癌症支持中心

一、引言

在肿瘤系统性治疗期间和治疗后出现胃肠道反应如恶心、呕吐、腹泻和便秘十分常见，预防性处理这些不良反应是肿瘤学治疗团队应尽的责任。有时，出现胃肠道急症的患者可能由医院急诊科或肿瘤急诊医护团队管理。欧洲肿瘤学会组织（ESMO）和美国国家综合癌症网络组织（NCCN）已经制定了严重胃肠道反应的指南和方案。因此，肿瘤学家很熟悉管理这些急性问题，所以我们在本章中不进行深入介绍。然而，癌症护理和初级保健专业人员往往对治疗后出现的长期或晚期胃肠道反应处理不太熟悉，尤其是全身治疗与手术和/或放疗结合用于上下消化道癌和骨盆区肿瘤时，尽管这些胃肠道反应可能对患者的生活质量有非常严重的影响，但这仍然是癌症康复和后续随访仍未关注的领域。因此，本章重点介绍慢性胃肠道问题的关键管理策略。

二、潜在的胃肠道副作用

表6-1显示癌症治疗后可能发生的急性、亚急性或慢性潜在胃肠道不良反应。

表6-1 胃肠道不良反应表现：急性、亚急性或慢性

病 因	急 性	亚急性	慢 性
感染	细菌 病毒 真菌 机会性	小肠细菌过度 生长(SIBO)	SIBO
炎症(急性)	中性粒细胞性小 肠结肠炎 穿孔 出血 移植物抗宿主病 胰腺功能不全	移植物抗宿 主病	移植物抗宿主病
缺血或纤维 化	胃流出道梗阻	移植物抗宿 主病 胰腺功能不全	胆管狭窄 肠梗阻 肠病和生理功能丧失 移植物抗宿主病 胰腺功能不全
代谢	吸收不良 肝功能不全	吸收不良	吸收不良
血管性(局部 缺血)	肠系膜血管功能 不全 肠系膜血栓形成 静脉闭塞病		肠病和生理功能丧失
血管性(增殖)			导致血管扩张的出血

1. 对患者的影响

表6-1中列出的很多副作用使患者产生不快和致残的症状，严重影响其日常生活。患者自身处理胃肠功能障碍有许多困难，例如饮食或营养问题、使用通便药物、应对严重的疼痛、洗脏衣服和床上用品、需要频繁或长时间上厕所。必须应对不可预测和尴尬的胃肠道症状，患者心理和社会因素受到严重影响，甚至让其成为"自己家中的囚犯"，感觉无法上班、无法休假或无法享受正常的社会生活。对同伴、家庭和朋友的影响也不应低估，因为他们也可能必须面对日常生活和经济困难的限制，在无法获得专业帮助的同时，尽力为患者提供支持。受慢性胃肠道疾病影响患者的描述能揭示可能发生的问题的程度；然而，研究表明，许多患者不愿意告诉他们的肿瘤治疗小组有关他们谈论的尴尬问题，认为他们不能获得帮助，或者认为医生只对癌症治疗感兴趣。因此，癌症保健专业人员的责任是确保患者和护理人员了解并告知潜在胃肠道副作用的治疗，如果出现这些问题，他们知道去联系谁。更重要的是，应定期询问患者有关胃肠道的问题，以便早日实施干预措施。只需简单的问题，如："你有什么胃肠道症状阻止你过充实的生活？"这就可以帮助患者克服尴尬和不情愿提出的令人痛心的症状。

2. 病理生理学

全身治疗如细胞毒药物化疗、激素治疗和生物制剂直接影响胃肠道功能。炎症、水肿、萎缩和溃疡是治疗的常见急性副作用，可引起患者严重的疼痛和不适。免疫抑制剂增加肠道通透性，进而增加败血症的风险。对肠道细菌菌群的改变可能导致小肠细菌过度生长（small intestinal bacterial overgrowth, SIBO）。一些药物可能导致乙型肝炎病毒的再激活。胆汁酸吸收不良、胰腺功能不全、脂肪变性、严重肝窦阻塞综合征也是需要治疗的潜在急性副作用。越来越多的肿瘤治疗涉及一种或多种全身治疗与手术和/或放疗的综合应用。众所周知，手术和放疗以及两者联合治疗也是急性和长期影响胃肠道功能的原因。干细胞移植治疗可能导致移植物抗宿主病（graft versus host disease, GVHD），也对胃肠道产生不利影响。已有的非恶性胃肠道疾病也可能因癌症治疗而加重，或在癌症诊断过程中暴露出来。在这种情况下，难以将患者的胃肠道问题归因于一种或另一种治疗方式。因此，癌症多学科团队的每个成员都有责任识别和管理可能是多因素治疗引起的胃肠道问题。一个关键因素是能够获得胃肠病学专家团队的专业意见。

3. 胃肠道问题的预防和自我管理

癌症治疗期间和治疗后应该让患者及其护理人员充分了解癌症治疗对胃肠道功能的影响，如何自己管理轻微症状，以及明确何时于何地寻求帮助。建议采用个性化的信息提供方法，分别在治疗前、治疗期间和治疗后的几个时间点将实用的和相关的信息提供给患者和护理人员，并能够反复获得高质量的咨询和支持。对患者应明确强调，重视免疫抑制时采取适当预防措施预防肠道感染，以及对红斑症状寻求紧急医疗帮助的重要性。在治疗结束和随访期间，必须强调长期影响的风险，以便在肿瘤患者出院后对可能发生迟发症状的患者适当转诊。对于一些患者，对症支持是非常有益的，特别是对于那些有慢性问题的患者，可以分享应对问题的技巧。通过正确的建议和支持，患者通常可以通过以下技术自行管理某些长期问题。

- 饮食变化，如低脂肪饮食、低纤维饮食、无乳糖饮食
- 骨盆练习
- 生物反馈方法

然而，慢性症状（如腹泻）可能是几种不同诊断的结果，重要的是对所有原因进行调查（参见"慢性胃肠道副作用"一节）。

4. 临床医师主导的急性胃肠道副作用管理

急性胃肠道副作用可能会迅速导致危及生命的情况。许多出版物涵盖了中性粒细胞减少性败血症、小肠结肠炎、出血、穿孔、局部缺血、梗死、血栓形成、肝窦阻塞综合征、呕吐和肠梗阻的紧急管理（见扩展读物）。胃肠病专家（即非癌症专家）参与紧急病例管理的过程中，重要的是要了解癌症治疗方案，因为靶向癌症疗法的生物利用度可能会被胃肠道治疗改变。癌症治疗期间和治疗后急性胃肠道综合征诊治措施如下。

- 紧急横断面CT成像可能有助于评估和管理
- 对腹泻患者，早期进行上消化道内镜检查、十二指肠活检、十二指肠抽吸和下消化道内镜检查和

活检

- 通常乙状结肠镜检查而不是结肠镜检查效果更好

- 考虑采取活检和寻找病毒感染的组织学证据,特别是如果看到多发性溃疡,即使出现了出血

- 当血小板计数低于 $80 \times 10^9 / L$ 时,确保内镜干预前血小板的支持

- 除非绝对必要,避免明显的辐射诱发变化区域的活组织检查

- 结肠镜检查禁忌用于中性粒细胞减少性小肠结肠炎

- 中性粒细胞减少患者的感染需要迅速杀菌,需要早期的经验性治疗

- 提早寻求专家帮助

5. 临床医师主导的慢性胃肠道副作用管理

单独应用细胞毒性化疗、生物制剂和激素治疗可能长期影响胃肠道功能,但尚未得到很好的研究。其中一些患者可能存在系统治疗后持续很长时间或延迟发作或由于激素治疗而引起的问题,如便秘、腹泻、疼痛、肠胃胀气和腹胀已有报道。SIBO 是可以用抗生素治疗(见下文)。如果放疗(到盆腔区域或上消化道区域)和/或手术(到上、下消化道)与化疗结合使用,因胃肠道的复杂相互作用,这些干预措施通常可能严重破坏正常生理。虽然大多数患者不会遇到长期问题,但很多患者的生活质量受到慢性症状的影响(见表 6 - 2),需要密切监测。

表 6-2　不同部位肿瘤治疗后的慢性胃肠道问题

肿瘤部位	治疗方式	慢性胃肠道症状的类型	受慢性症状影响的生活质量的百分比
食管-胃	化疗 放射治疗 手术	厌食、腹泻、恶心、反流、体重减轻	50%(?)
胰腺	化疗 放疗 手术	吸收不良、体重减轻、异味	n/a
结肠直肠	化疗 放疗 手术	出血、腹泻、频率、大便失禁、呕吐、急性	放化疗±手术：50% 短期放疗：66% 结肠手术：15% 直肠手术：33%
肛门	放化疗（手术）	出血、穿孔、大便失禁、紧急	n/a
妇科	放疗 手术±化疗	出血、腹泻、肠胃气胀、穿孔、失禁、吸收不良、疼痛、急性	治疗后 40%，包括放疗
头颈部	放化疗（手术）	发作障碍、吞咽困难、依赖管饲、疼痛、牙关紧闭、体重减轻、口腔干燥	高达 50%
泌尿系	化疗 放疗 手术	出血、便秘、腹泻、肠胃气胀、穿孔、失禁、吸收不良、疼痛、急性	放疗后 30%

有一个常见的错误观点：对于慢性胃肠道疾病的患者来说，不能做任何事情。结果，肿瘤学家很少将其转诊到胃肠病

科。现在有证据表明：通过从肿瘤学到胃肠病学专家的转诊途径来改善患者的预后，胃肠病学专家应用系统的方法能够诊断和治疗癌症后肠功能障碍，每个症状都有许多可能的诊断。例如，慢性腹泻可能有几个不同的原因（见表 6-3）。

表 6-3　癌症治疗后慢性腹泻的常见病因和调查

条　件	调 查 方 法
新发/复发性肿瘤	CT 扫描±结肠镜检查
新型炎症性肠病	结肠镜检查±小肠成像
狭窄形成	CT 扫描
胆汁酸吸收不良	SeHCAT 扫描
小肠细菌过度生长	小肠呼吸试验或抽吸和培养
新型乳糜泻	组织转谷氨酰胺酶(tTG)和十二指肠活检
肠易激综合征	病史＋排除器官病理学的调查(如果症状严重)
胰腺功能不全	粪便弹性蛋白酶
有溢出便秘	病史
饮食/酒精问题	病史
药物副作用	病史
内分泌异常	甲状腺功能测试
碳水化合物吸收不良	低碳水化合物饮食的饮食史和试验
短肠综合征	病史、成像确定小肠长度、尿钠确定是否脱水/缺钠(如果＜20 mmol/L)

慢性吞咽困难、呕吐和恶心也可能有多种原因，包括狭窄、炎症、感染或上消化道运动的异常。在ORBIT试验中，已经证明在系统方法中识别每种症状，然后进行适当地检测，以便进行准确的胃肠道疾病诊断。这种方法有几个优点。第一，它强调可以充分处理重要的胃肠道问题；第二，在症状解决之前，可能需要处理几种不同的情况；第三，它支持由受过适当训练和支持的护士管理大多数患者。

第一步是准确地了解癌症治疗史，并通过使用标准化的整体需求评估来了解患者的全部症状（不仅是胃肠道）。患者的饮食和排便习惯也应该通过应用肠道和食物日记充分描述，至少1周，这有助于确定某些症状的食物触发因素，或是否摄入过多的营养补充剂、纤维、脂肪或酒精。

对于每一种症状需要进行一系列的调查。对目前正在审查的国家癌症幸存者倡议（National Cancer Survivorship Initiative，NCSI）算法，空间上不允许进行全面描述。目前版本可从 www.ncsi.org.uk 获取（参见扩展读物）。应进行血液学和生化特征以及炎性和肿瘤标志物等基础研究。维生素B_{12}水平、甲状腺功能检查、腹腔屏障、硒胆固醇酸牛磺酸（selenium homocholic acid taurine，SeHCAT）扫描和上/下消化道内镜检查（适当时）是有用的。根据发现的异常症状，也可能是多个，治疗也随之变化，包括以下几个方面。

- 快速转运的洛哌丁胺
- 消胆胺或大肠杆菌胆汁盐吸收不良
- 针对SIBO的抗生素（如甲硝唑、四环素、喹诺酮

和利福昔明），尽管大部分数据来自小型开放的
试验

专家的饮食指导是管理癌症治疗后出现营养不良或营养
不均衡摄入患者的重要组成部分，也为需要减肥或体重增加
患者提供支持。专家还就特殊饮食的时间限制试验提出建
议，例如低碳水化合物（碳水化合物吸收不良）、低乳糖饮
食（如乳糖不耐受症）或低 FODMAP（可发酵的寡核苷酸、二
糖、单糖和多元醇如肠易激综合征）。Muls 等（2013 年）描述
了一系列有价值的案例研究。心理咨询也很有必要，如严重
的胃肠道问题已成为患者关系破裂、失去信心、焦虑或抑郁的
原因。对于由 GVHD 引起的胃肠道问题的患者，专业护理人
员应遵循合适的指南，如英国血液学标准委员会指南。

三、结论

越来越多的证据显示，由于未解决的胃肠道问题，如腹
泻、大便失禁、出血和疼痛，许多患者在癌症治疗后多年生活
质量仍然很差。肿瘤治疗团队和初诊医生有责任确保定期与
患者讨论潜在的副作用，消化道症状的诊断和治疗是所有癌
症患者后期随访的常规部分。鼓励患者通过饮食改变和锻炼
来管理某些症状。然而，明确的胃肠病转诊途径对于确保使
用系统的精准方法准确诊断出慢性胃肠道问题至关重要，治
疗成功的患者经常会描述他们已经"恢复了生命"。

（肖秀英　译）

致谢

衷心感谢英国伦敦皇家马斯登医院 NHS 基金会信托 Jerevise Andreyev 博士就手稿提供意见。

声明

Donnellan 博士已收到赛诺菲和默克夏普与杜姆的教育补助金。史密斯博士没有报告任何利益冲突。马赫教授报告没有利益冲突。

扩展读物

1. Andreyev HJ. A physiological approach to modernize the management of cancer chemotherapy-induced gastrointestinal toxicity [J]. Curr Opin Support Palliat Care, 2010, 4: 19 - 25.

2. Andreyev HJN, Benton BE, Lalji A, et al. Algorithm-based management of patients with gastrointestinal symptoms in patients after pelvic radiation treatment (ORBIT): a randomised controlled trial [J]. Lancet, 2013, 382: 2084 - 2092.

3. Andreyev HJN, Davidson SE, Gillespie C, et al. Practice guidance on the management of acute and chronic gastrointestinal problems arising as a result of treatment for cancer [J]. Gut, 2012, 61: 179 - 192.

4. Bohm M, Siwiec RM, Wo JM. Diagnosis and management of small intestinal bacterial overgrowth [J]. Nutr Clin Pract, 2013, 28: 289 - 299.

5. Dignan F, Clark A, Amrolia P, et al; on behalf of the Haemato-oncology Task Force of the British Committee for Standards in Haematology and the British Society for Blood and Marrow Transplantation. Guideline: Diagnosis and Management of Chronic Graft-versus-Host Disease; 2012 [R/OL]. http: //www.

bcshguidelines.com/documents/bjh_9129_Rev_EV.pdf.

6. Henson CC, Davidson SE, Ang Y, et al. Structured gastroenterological intervention and improved outcome for patients with chronic gastrointestinal symptoms following pelvic radiotherapy [J]. Support Care Cancer, 2013, 21: 2255 – 2265.

7. Kosmidis PA, Schrijvers D, Andre F, et al. ESMO Handbook of oncological emergencies [M]. Abingdon: Taylor and Francis, 2005.

8. Muls AC, Watson L, Shaw C, et al. Managing gastrointestinal symptoms after cancer treatment: a practical approach for gastroenterologists [J]. Frontline Gastroenterol, 2013, 4: 57 – 68.

9. National Comprehensive Cancer Network. Guideline on Antiemesis [R/OL]. Version 1; 2013. Available at: http://www.nccn.org/professionals/physician_gls/pdf/antiemesis.pdf.

10. Pelvic Radiation Disease Association website[R/OL]. http://www.prda.org.uk/patient-stories.

11. Royal Marsden Guide (Algorithm) To Managing Pelvic Radiation Disease (PRD) [R/OL]. 2013. www.ncsi.org.uk/wp-content/uploads/RMH-Bowel-Algorithm-v7-2011.pdf.

12. Vicary P, Johnson M, Maher J. Patient representatives of the Macmillan Late Effects Project Group. To my oncologist — an open letter from a patient at the end of follow-up[J]. Clin Oncol, 2007, 19: 746 – 747.

第七章

泌尿系统并发症

J. J. Wyndaele, S. De Wachter, G. De Win

比利时安特卫普大学安特卫普大学医院

一、介绍

要把肿瘤相关泌尿系统并发症的风险、发病率、诊断和治疗一起讨论是不容易的。肿瘤的分级和类型不同、患者年龄和全身状况不同、治疗方式和应用技术的不同等都需要考虑进去。个体患者的临床病史将决定可能存在哪些并发症以及如何治疗。

二、放疗

(一) 放射性膀胱炎

许多在盆腔区域接受放疗的患者会发生下尿路症状。前列腺癌放疗比膀胱癌放疗更可能导致放射性膀胱炎。外照射治疗(70 - 78 Gy)后,高达 9% 的患者出现放射性膀胱炎并伴有复发性血尿。Zelefsky 等(1999 年)描述了 28% 发生急性 2 级副反应,1/772 发生 3 级副反应。就迟发性并发症而言,使用放射治疗肿瘤组(Radiation Therapy Oncology Group,

RTOG)标准(见表 7-1)发现 2 级为 9％,3 级为 0.5％。

表 7-1　放射治疗肿瘤组(RTOG)和欧洲癌症研究与治疗组织
(EORTC)下尿路放射治疗的急性和慢性毒性分级

	1 级	2 级	3 级	4 级
急性	尿频或夜尿 2 次/排尿困难,尿急但不需要药物治疗	尿频或夜尿频率不超过每小时一次。排尿困难,尿急,膀胱痉挛需要局部麻醉药(如非那吡啶)	尿频且尿急,夜尿大于每小时 1 次/排尿困难、盆腔痛或膀胱痉挛,需要定期频繁地使用麻醉药物、肉眼血尿伴/不伴有血凝块	血尿需要输血/非血块、溃疡或坏死引起的急性膀胱梗阻
慢性	轻度上皮萎缩;轻微毛细血管扩张症(镜下血尿)	中度尿频;广泛的毛细血管扩张症;间歇性肉眼血尿	严重尿频和排尿困难;严重的毛细血管扩张症(常伴有瘀斑);频繁的血尿;膀胱容量减少(<150 ml)	坏死或膀胱挛缩(容量 <100 ml);严重的出血性膀胱炎

急性期的反应是一种炎症反应,会在 4-6 周内发生组织水肿和充血。接下来,可出现血管内皮坏死和血管周围纤维化。闭塞性动脉内膜炎进一步增加了出血倾向,并使膀胱壁更容易受到感染,可进而导致瘘管形成。随着反复和进行性的缺血,膀胱壁发生纤维化并挛缩。这个过程可能在放疗后 10 年或更长时间后发生。

(二)体征和症状

放射性膀胱炎可引起排尿困难、尿频、尿急、夜尿增多、血尿/出血、反复感染和疼痛。在瘘管形成的情况下，可能会出现尿漏和膀胱积气。已有报道尿道狭窄可以使症状恶化。诊断是主要根据病史、膀胱镜和影像学检查。生活质量可以用扩展前列腺癌症状评分量表（Expanded Prostate Cancer Index Composite，EPIC)进行评估。

（三）治疗

血尿可以通过利尿和/或膀胱灌洗进行治疗。首要的治疗是排空血凝块，这可以通过放置双腔或三腔膀胱大口径导尿管并用无菌水或生理盐水溶液灌注来进行。

1. 膀胱镜

持续性血尿、膀胱填塞需要行膀胱镜检查或膀胱镜下电凝治疗。膀胱镜也可用于明确出血原因。

2. 口服抗纤溶药物

口服抗纤溶药物应持续数周，特别是内镜止血后仍有持续出血者。

3. 膀胱内治疗

- 0.02％氨基己酸溶液连续膀胱灌洗数天；滴注唾液腙（guanylhydrazone，GAG）（如硫酸软骨素或透明质酸），可以恢复膀胱壁上的 GAG 保护层，其疗效与高压氧相当

- 1%硫酸铝钾(aluminium sulphate，ALUM)溶液灌洗，100 - 600 ml/h。需注意其毒性反应
- 麻醉下 1%福尔马林溶液 10 min。注意：有许多副作用,使用前必须排除膀胱和输尿管反流
- 0.25% - 1%硝酸银溶液可作为福尔马林的替代物

4. 高压氧治疗

没有普遍接受的治疗方案(文献报道为 10 - 74 例、1.4 - 3个大气压氧、持续 75 - 130 min)。副作用很少,但文献中的长期有效率有所不同,分别为 30% - 74%、80%和 96%。

5. 姑息性膀胱切除术

适用于少数难治性患者;并发症发生率很高。

(四) 性问题

1. 勃起

勃起障碍和其他性功能障碍是放疗的并发症,发病通常很慢。在最近的研究报告中,性功能障碍的发生率为35.9%和 43%。放疗对性功能各个方面都有不利影响,这主要是由于影响血液供应和阴茎神经造成的。治疗一般首先从单药磷酸二酯酶 - 5(phosphodiesterase - 5，PDE5)抑制剂开始,如有必要,随后可加用体内注射血管活性药物的方法。最终还可以使用真空装置和手术的方法来治疗。治疗中需注意心血管疾病和糖尿病等合并症,66% - 77%的病例

能获得满意的结果。

2. 生育问题

这些在化疗部分讨论。

(五) 尿失禁

在 15 年的随访中，放疗和根治性前列腺切除术的尿漏率似乎相当。尿频伴发作性漏尿最常见。可能是因为膀胱容量减小和膀胱过度活动(bladder over-activity，OAB)。压力性尿失禁可能是手术后放疗的结果，发生率高达 12%。放疗后经尿道前列腺切除术(transurethral resection of the prostate，TURP)也是尿失禁的危险因素。尿流动力学调查可以帮助重新确定因果关系。最初的治疗包括盆腔运动锻炼、生物反馈和电刺激。行为改变，如改变饮酒习惯、排尿频率、减轻体重以及使用尿失禁相关药物都是非常重要的。膀胱松弛药物可用于治疗 OAB 和尿急/尿漏。可以使用手术(人造括约肌、膀胱扩张、球部尿道悬吊)或注射填充剂，但放疗后并发症的风险较高。阴茎套导管引流或使用尿布可以减少尿失禁引起的负面社会影响。

三、近距离放疗

近距离放疗可独立应用或与体外放疗相结合治疗肿瘤。泌尿系统并发症出现于约 2% 的患者。急性并发症包括尿潴留，需要留置导尿，甚至有时需要经尿道切除，而后者会增加尿失禁的风险。在随访期间，大多数患者的急性尿路刺激症状会消失。在高剂量率(high-dose rate,HDR)近距离放疗，急性 3 级副反应发生率较低。已报道的晚期毒性反应有：10.3％的排尿困难、1.3％的血尿和 9％的尿潴留，没有尿失禁发生。14％-66％的患者有性功能障碍，31％的患者出现勃起功能障碍。与根治性前列腺切除术或外照射相比，近距离放疗后长期健康相关的生活质量（HRQoL）没有差异。HDR 近距离放疗联合外照射放疗似乎并没有增加早期和晚期 3-4 级泌尿系统并发症的风险，但在治疗 8 年后，42％的病例出现勃起功能障碍。

四、化疗

(一)出血性膀胱炎

出血性膀胱炎是由丙烯醛，一种环磷酰胺和异环磷酰胺的代谢产物所导致，由肾脏排泄并浓缩在膀胱中。单次应用后，膀胱上皮细胞的水肿和充血可在给药后数小时内发生，可进展至溃疡和血管破裂，导致非常严重的出血。经反复治疗，膀胱壁弹性下降，顺应性差，膀胱容量减小，甚至已有诱导移行细胞癌的报道。为了预防出血性膀胱炎，可以大量水化并应用中和环磷酰胺代谢物丙烯醛的美司钠以降低风险。然而，一旦出现出血性膀胱炎，美司钠是无效的。

(二)膀胱内灌注化疗

膀胱内塞替派灌注治疗可导致 8％-54％的白细胞计数减少、3％-31％的血小板计数减少和 12％-69％的尿路刺激症状。在每周灌注前密切监测血常规仍然是预防骨髓抑制并发症的关键。丝裂霉素 C 相关的并发症主要是化学性膀胱炎和接触性皮炎。此外，过敏反应也有报道。这些并发症中的大部分可在应用局部类固醇激素后好转。阿霉素、表柔比星和依托格鲁有关的毒性几乎都是局部的，通常为轻-中度排尿困难、尿频或尿急。有病例报道出现阿霉素全身反应的患者对苯海拉明治疗效果好，一例重度患者对肾上腺素治疗反应良好。米托蒽醌等较新的药物正在进行评估研究。理想的高效而毒性又小的药物目前还有待开发。用作膀胱癌辅助治疗的卡介苗（Bacillus Calmette-Guerin，BCG）在膀胱内给药可导致局部和/或全身感染，进而需要全身治疗。

(三) 化疗引起的肾功能不全

肾毒性是多种化学药物的并发症，常见的有顺铂诱导的肾功能不全，溶血-尿毒综合征、抗利尿激素异常分泌等，已有多种预防方法的相关报道。

生育能力

放疗和化疗药物中的烷化剂对睾丸生精细胞具有细胞毒性作用，可引起勃起功能障碍或下丘脑-垂体-性腺轴的破坏。美国临床肿瘤学会（American Society of Clinical Oncology，ASCO）最近更新的指南指出，作为在癌症治疗前进行的教育和知情同意过程的一部分，医护人员应当告知其在生育期间接受治疗后不育的可能性（或告知孩子的父母或监护人），并准备讨论保留生育的问题和/或把所有可能的患者推荐给合适的生殖专家。精子库和冷冻保存是帮助生育的有用工具。在大多数情况下,通过手淫产生的两个精液样品就足够。当不孕不育成为问题时,可以将卵质内单精子注射(intracytoplasmic sperm injection,ICSI)与体外受精(in-vitro fertilisation,IVF)联合使用,以便将单个精子细胞直接注射到卵母细胞中。应在治疗前或治疗早期进行精子保存,以获得最佳效果。最近的一项研究表明,虽然初始化疗被认为导致不孕的风险较低,但在骨髓移植前,39%的青少年患者是无精症患者,另外15%是少精子症患者。随着小儿肿瘤患者越来越多地存活,癌症和癌症治疗对未来生殖健康的影响已成为一个主要问题。对于青少年而言,未来的生育问题由于需要父母介入同意与生育有关的治疗而变得复杂。出于个人或文化方面的原因,一些家长不愿与自己的儿子讨论关于自慰,或者更关心孩子的生存情况,而不是关心孩子未来的生育能力,这些情况造成了道德困境。在精子发育前的青春期男孩中,一些新的、有希望的治疗正在开发中。可以在治疗开始之前进行睾丸活组织检查,并且可以使用精原干细胞(终生可产生精子的细胞)进行冷冻保存。可以预计为了恢复以后的生育能力,可将这些细胞注射或移植回患者体内,尽管这种方法需要更多的研究来验证。然而,所有这些技术都相当昂贵。此外,最近的一项调查显示,只有7%的冷藏精子实际用于辅助生殖。与这种多余精子相关的是精子清理的道德窘境。生育是一个越来越被认为与男孩和性活跃的成年人治疗癌症需关注的问题。但是,这些解决方案需要医生、患者和家长进行讨论。

五、肿瘤术后的泌尿系统相关并发症

盆腔手术后发生泌尿生殖系统功能障碍的风险最高。自主神经丛沿直肠外侧延伸,在盆内筋膜分叉,支配逼尿肌和膀胱颈、结肠、直肠、前列腺、阴道和子宫。除了一些盆内分支,阴部神经运行在肛提肌筋膜之下。这些神经因位于手术区域的位置,容易受到手术损伤和/或周围神经病变的影响,这可能导致尿潴留、失禁、勃起和性功能障碍以及盆腔疼痛。术后期间可能的恢复或改善取决于病变的类型:手术过程中牵拉引起的神经性瘫痪,还是部分或完全去神经支配。骨盆神经损伤可能导致逼尿肌活动减少,膀胱排空不全,需要 Valsalva 排尿,甚至尿潴留。下腹交感神经损伤可能导致膀胱顺应性降低、膀胱活动过度(β-肾上腺素去神经支配)或膀胱颈功能障碍(α-肾上腺素去神经支配)。在男性患者中,可能发生射精和勃起功能障碍。下尿路功能障碍的发生率在文献中有所变化:经腹直肠切除术后为 8%-70%,子宫切除术后 16%-80%,低位前切除术后 20%-25%。直肠癌手术后的性功能障碍发生在 76% 的男性和 59% 的女性中。在根治性子宫切除术后,性满意度会由于性兴趣减少、润滑减少和性交困难等而下降,而其他性和阴道问题会随时间而消失。术前详细询问泌尿系统病史是必需的,因为术前存在的排尿困难、尿失禁或疼痛可能使患者术后泌尿系统相关问题显著增加。手术后监测应当针对现有的和既有的排尿主诉,如尿细、排尿踌躇、排尿中断、尿不尽、反复尿路感染以及尿频、急迫性尿失禁、疼痛等症状。膀胱测压评估可以客观鉴定潜在的功能病理变化。尿流率检查往往不够准确。更为专业的检查,如骨盆肌电图和骶神经潜伏期测试可以帮助评估尿道括约肌和骶反射的完整性,而膀胱和尿道的电知觉阈值测定可以帮助识别下尿路的周围神经病变。虽然在评估的具体时间点上没有明确的规定,但对有症状患者在4-6周后进行尿动力学评估。膀胱排空不全或尿潴留的情况下,清洁间歇导尿是首选的治疗方法,直到明确膀胱收缩力得到改善。对于由于膀胱顺应性下降或膀胱颈和/或尿道括约肌功能不全引起的排尿症状,应首先考虑药物治疗(抗毒蕈碱药、β3-肾上腺素受体激动剂、α-受体阻断剂)。由于手术期间的神经损伤程度对于不同的患者是未知和可变的,所以恢复时间和程度通常是不可预测的,随着时间的推移需要重复评估。治疗应该选择保守治疗,一般至少等待6个月后才考虑手术治疗。

(胡炳 译)

声明

Wyndaele、De Wachter 和 De Win 博士均未报告有任何利益冲突。

扩展读物

1. Lamm DL. Complications of bacillus Calmette-Guérin immunotherapy [J]. Urol Clin North Am,1992,19:565-572.
2. Le Fur E, Malhaire JP, Nowak E, et al. Impact of experience and technical changes on acute urinary and rectal morbidity in low-dose prostate brachytherapy using loose seeds real-time implantation [J].

Brachytherapy，2013，12：589 - 595.

3. Loren AW，Mangu PB，Beck LN，et al. Fertility preservation for patients with cancer：American Society of Clinical Oncology clinical practice guideline update [J]. J Clin Oncol，2013，31：2500 - 2510.

4. Mundy AR. An anatomical explanation for bladder dysfunction following rectal and uterine surgery [J]. Br J Urol，1982，54：501 - 504.

5. Resnick MJ，Koyama T，Fan KH，et al. Long-term functional outcomes after treatment for localized prostate cancer [J]. N Engl J Med，2013，368：436 - 445.

6. Rigaud J，Hetet JF，Bouchot O. Management of radiation cystitis [J]. Prog Urol，2004，14：568 - 572.

7. Thurman SA，Ramakrishna NR，DeWeese TL. Radiation therapy for the treat-ment of locally advanced and metastatic prostate cancer [J]. Hematol Oncol Clin North Am，2001，15：423 - 443.

8. Wall RL，Clausen KP. Carcinoma of the urinary bladder in patients receiving cyclophosphamide [J]. N Engl J Med，1975，293：271 - 273.

9. Wyndaele JJ. Is abnormal electrosensitivity in the lower urinary tract a sign of neuropathy? [J]Br J Urol，1993，72：575 - 579.

10. Wyndaele JJ，Kovindha A，Madersbacher H，et al. Neurologic urinary inconti-nence [J]. Neurourol Urodyn，2010，29：159 - 164.

11. Zelefsky MJ，McKee AB，Lee H，et al. Efficacy of oral sildenafil in patients with erectile dysfunction after radiotherapy for carcinoma of the prostate [J]. Urology，1999，53：775 - 778.

第八章

性与生殖

J. Farthmann, R. Schwab, A. Hasenburg

德国弗莱堡大学医学中心

一、性功能

肿瘤治疗对性功能的潜在影响逐渐成为肿瘤学的一个相关议题,并且成为临床试验研究的对象。性是一个敏感的话题,和肿瘤患者讨论似乎不太合适,尤其生存才是首要的矛盾时。然而,性功能不是一个生活方式相关的小问题,而是一个严肃的议题,值得我们关注。性功能障碍对人们的幸福和生活质量有深远的影响,会影响到患者和其伴侣的关系,也和患者的心理痛苦高度相关。评估可能对患者性生活质量产生影响的因素时,我们需要考虑患者的婚姻状态、性别、年龄、种族和教育程度。高龄和放疗一直被认为与性功能障碍息息相关。

各个年龄段患者都可能会遭遇性功能障碍。成年肿瘤患者会面临性功能下降,儿童也会遭遇相同的问题。需要对各个年龄段的患者针对性功能障碍进行专业咨询。

针对患者的性别和肿瘤类型,肿瘤患者可以分为:① 男性患者和女性患者;② 性器官相关肿瘤患者和非性器官相关肿瘤患者。过去,研究主要关注性器官相关肿瘤患者的性健康。男性患者中主要是前列腺癌和睾丸癌,女性患者则是乳癌和妇科癌症。在非性器官相关肿瘤中,研究主要关注结直肠癌。淋巴瘤、头颈部肿瘤和肺癌患者也会出现性功能异常。

由于生活质量和婚姻满意度密切相关,所以夫妻关系的好坏非常重要。根据 Glantz 等(2009 年)报道,严重疾病的幸存者中,女性患者被其伴侣抛弃的概率远高于男性患者(女性为 20.8%,男性为 2.9%)。当为肿瘤患者提供专业咨询时,其性伴侣不容忽视。忽视将导致误解并产生恶性循环。大多数女性希望她们的性伴侣能够被告知治疗对性功能和性关系的不良影响。医护人员应该主动提及心理、性关系和性功能方面的问题,这有助于医患之间更加开放地讨论这个议题,从而帮助患者提升应对性功能障碍的能力,减少性功能障碍带来的压力。

1. 医生能做些什么?

癌症和癌症治疗会导致已有的性功能障碍恶化,也可能会造成新的性问题。因为性功能障碍在健康人群中也会发生,许多问题往往从最开始就被忽视。对这些潜在问题的认识将有助于患者适应治疗后的困难。而在治疗前对患者性功能和性行为进行评估,这一基线水平可以与后续治疗和治疗后再评估的结果进行比较。对于性功能如何算是正常,人们有着不同的观点,所以医生必须去调查患者过去的性生活满意度。类似"得到诊断后,你的性生活受到影响了吗?"的问题能够帮助医生确认是否有必要在这个问题上再做深究。"你最近的性欲望如何？你性伴侣的性欲望呢?"这样的问题可以帮助展开这个话题。被诊断为癌症常成为有些患者压抑自己性欲的重要原因。Pfizer Global 研究中提出,80％的肿瘤患者希望能够得到更多信息,了解疾病和后续治疗对性功能的影响。91％的癌症患者不敢询问他们的医生性功能障碍有关的问题,97％的医生不会告知他们的患者癌症可能带来性功能障碍。这强调了医务人员需要在医患沟通上进行高强度培训。医生需要意识到,他们在给患者提供专业咨询,处理患者性功能问题时可能会受到自己性经历的影响。当谈及性问题时,医生应该尽量使用患者熟悉的词汇,避免使用医学专业术语。身体和心理问题导致的性功能障碍之间很难做出区分,两者是相互依赖的。

2. 身体缺陷

癌症治疗往往是多种方式联合的,所以我们要明确区分副作用产生于哪种治疗。有的副作用,比如秃顶、瘢痕、结肠或尿道造口,对患者的外表造成重大影响,也会伤害到患者的自尊心。性器官癌症尤其会导致严重身体残疾,包括不良的外表、身体功能减退、增重或减重。女性会同意和她的伴侣发生性关系,为了不让其伴侣失望,即使这样会产生疼痛。有些癌症治疗本身的副作用是暂时的,但会影响患者的性功能和自我认识,由此对患者和其伴侣的关系产生影响。此外,患者在疾病发生前的状态是癌症治疗的重要考虑因素,例如患者是否很看重身体形态和功能的完整性,这将影响治疗方式。

3.心理问题

我们很难将疾病的后遗症、疲劳或者抑郁导致的问题加以区分。抑郁患者需要抗抑郁治疗。某些抗抑郁药物会导致性欲下降,但严重抑郁同样会损害患者的性功能。所以往往需要几周特殊的药物治疗,以改善患者的心理状态并增强其性欲。患者整体健康的提升有益于其性生活以及与伴侣的关系。在一项随机试验中,得到群体干预的乳腺癌患者,性问题得到解决的比例更高。

二、肿瘤患者的生育问题

1/46 的女性和 1/69 的男性在 40 岁前会发生癌症。在 15 - 44 岁被诊断出癌症的患者生存率最高。因为癌症的早期发现率提升,同时又能提供最佳治疗,使得该年龄段的 5 年生存率达到 81%。强毒性的多药联合化疗和放疗提升了年轻患者的生存率,但也带来了更多的副作用和长期的生理、心理后遗症。化疗和放疗以对生殖腺的毒性而出名,它们会破坏女性卵泡和男性精原细胞。接受肿瘤治疗的患者会有生育能力受损或永久性不孕不育的风险,这是由放化疗(见表 8 - 1)和药物剂量累积所致。年龄也是重要的危险因素,随着社会经济和生活方式的改变,尤其在西方,人们由于晚育而更晚为人父母。结果,很多患者在被诊断癌症时还未生儿育女。因此,生育问题在年轻的患者中很常见。Partridge 等研究指出(2004 年),乳腺癌患者中 60% 的女性担心治疗后不孕;29% 的女性表明她们对不孕的担忧会影响其做决定。据 Ruddy 等报告(2014 年),大约 10% 的乳腺癌患者在规定时间前停止激素治疗,1% 的患者拒绝接受化疗。在提供生育相关信息时也存在性别差异。Armuand 等的最新数据表明(2012 年),80％的男性患者被告知治疗对生育能力有影响,约 70％的患者采取了保护生育能力的措施。25％-50％的患者决定冷冻储存精子。相比而言,女性中只有 48％的患者得到了治疗对生育能力影响的专业咨询,14％的患者得到生育能力保护有关的信息,只有 2％- 10％的患者采取了保护生育能力的措施。所以以年轻患者一经诊断,就应该得到专家的帮助,因为保护生育能力的措施在肿瘤治疗前就应开始,以取得最佳的效果。

表 8-1　放化疗的潜在性腺毒性

性腺毒性	男性和女性化疗	女性放疗	男性放疗
低风险	<ul><li>无烷化剂霍奇金淋巴瘤治疗方案</li><li>博来霉素</li><li>放线菌素 D</li><li>长春新碱</li><li>甲氨蝶呤</li><li>5-FU</li></ul>		
中等风险	<ul><li>低累积剂量顺铂</li><li>低累积剂量卡铂</li><li>阿霉素</li></ul>	<ul><li>女孩青春期后盆腔或全腹接受照射剂量 5-10 Gy</li><li>女孩青春期前盆腔或全腹接受照射剂量 10-15 Gy</li><li>颅脊部接受照射剂量≥25 Gy</li></ul>	<ul><li>睾丸因分散盆腔或腹部照射接受 1-6 Gy 辐射量</li><li>颅脊部接受照射剂量≥25 Gy</li></ul>

性腺毒性	男性和女性化疗	女性放疗	男性放疗
高风险	• 环磷酰胺 • 异环磷酰胺 • 左旋溶肉瘤素 • 白消安 • 氮芥 • 甲基苄肼 • 苯丁酸氮芥	• 就骨髓/干细胞移植进行的全身放疗 • 成年女性盆腔或全腹接受照射剂量10-15 Gy • 女孩青春期后盆腔或全腹接受照射剂量≥10 Gy • 女孩青春期前盆腔或全腹接受照射剂量≥15 Gy	• 就骨髓/干细胞移植进行的全身放疗 • 成年男性睾丸接受辐射剂量>2.5 Gy • 青春期前男孩睾丸接受辐射剂量≥6 Gy
未知风险	• 紫杉烷类 • 奥沙利铂 • 伊立替康 • 单克隆抗体 • 酪氨酸酶抑制剂		

源自：Sonmezer M，et al. Fertility preservation in female patients. Hum Reprod Update，2004，10：251-266. Rodriguez-Wallberg KA，et al. fertility preservation during cancer treatment：clinical guidelines. Cancer Mang Res，2014，6：105-117

1. 女性患者保留生育能力

女性的卵细胞池自胎儿阶段就已经产生，并且因为卵细胞池初始状态、自身基因决定的卵细胞凋亡等内在因素的影响，细胞数量持续减少。这个过程是不可逆的。放化疗等外在因素会加快卵细胞池的缩减速度，导致卵巢功能早衰（premature ovarian failure,POF)或不孕。采用保留女性肿瘤患者生育能力的措施,可以尽可能保留患者生育能力和性腺功能。有些保护女性患者生育能力的方案已经成熟,但有些还在试验阶段。常规疗法中,使用促性腺激素刺激卵巢,能够促进多卵泡增长。受精或未受精的卵细胞取出后可以低温保存。35岁以下女性每次植入解冻受精卵,胎儿出生率为30%-40%。促性腺激素治疗在月经周期的任意阶段都可以开始,这符合随机启动拮抗剂治疗方案。如果肿瘤治疗被合理推迟,可以进行多轮刺激治疗。对于激素受体阳性的女性肿瘤患者,在卵巢刺激阶段使用来曲唑会抑制高血清雄激素水平,是该治疗手段的副作用。如果采用最新的未受精卵的玻璃化冷冻技术,每次胚胎植入,胎儿存活率将达到近34%,这是单身女性和年轻患者的最佳选择。保留年轻女性癌症患者生育能力的第二种方法是通过使用一种促性腺激素释放激素激动剂(gonadotrophin releasing hormone agonist,GnRHa)的药物来抑制排卵功能,但目前公布的数据尚存争议。最新发布的一项荟萃分析显示了可喜的成果,数据证明了GnRHa用药能够显著降低POF的风险。接受GnRHa治疗后,只有22%的患者POF,而对照组有37%的患者POF。Karimi-Zarchi等报道(2014年),激素受体阴性的乳腺存活者给予亮丙瑞林治疗后,卵巢功能显著改善。但German ZORO的研究表明没有差异(Gerber等,2011年)。遗憾的是,关于怀孕率和成功生育率等长期生育结果的数据很少。保留生育能力的另一种方式是冷冻卵巢组织,并在肿瘤治疗后重新植入。重新植入可以是原位(orthotopic)的,也可以是异位的。在植入后,几乎所有患者的卵巢功能都能得到暂时性的恢复。此后,可以通过自然受孕或辅助生育手段达到怀孕。每次移植的预期怀孕成功率约为 20%。迄今为止,文献报道了 24 例成功生育的案例。这是唯一可对未到青春期的女孩进行生育功能保护的措施。然而,这种方法不适用于被诊断为全身血液系统恶性肿瘤的患者,因为这增加了癌症复发的风险。

无论是男性还是女性,生殖细胞对辐射都很敏感(见表 8-1)。损伤程度取决于治疗次数、累计剂量和辐射照射区域。众所周知,放疗对生殖腺有害。具体来说,对生殖腺区域进行一次 2 Gy 的照射将减少卵母细胞池至原先的 50%,对成年女性进行一次 6 Gy 的照射,或对青春期后的女孩进行一次 10 Gy 的照射将导致大部分生殖腺的永久性损伤。对于接受放疗的女性,卵巢移位或性腺屏蔽是有效降低卵巢损伤的方法。这一方法的成功率约为 50%。对于低风险的下生殖道恶性肿瘤,应该考虑进行传统的妇科手术。约 50% 诊断为宫颈癌的 40 岁以下女性能够通过该方法得到治疗。患卵巢交界瘤或低风险卵巢癌的患者可以进行单侧卵巢切除。患高分化子宫内膜样子宫癌的年轻或肥胖女性可以施以数年的孕酮治疗,而不用摘除子宫。在这一治疗过程中,需要进行常规的子宫腔组织活检。当活检指示良性,即可安全受孕。在未来,对接受子宫摘除的年轻患者,子宫移植将成为可能。

2. 男性患者保留生育能力

男孩的精原干细胞位于生精小管基膜,并随青春期开始发育。13-14 岁时,男性可以有效地产生精子。放化疗会损伤精子发生(见表 8-1),损伤程度取决于使用的药物、剂量和放疗的分段安排。如果有一部分生殖干细胞在治疗过程中存活，精子再生将持续数年。在放疗和化疗前取精并保存于精子库的方式已经成熟，价格低廉，并且不会推迟后续治疗。精子可以通过射精获取，对于无精症患者可以通过睾丸活检取精。在放疗时，应该给睾丸提供屏蔽辐射保护，因为即使少剂量的照射也可能导致不可逆的无精症。对低风险睾丸癌患者，通过单侧或部分睾丸切除治疗可以保留患者的生育能力，前提是对侧睾丸没有发生癌变。男孩在青春期前可以通过冷冻睾丸组织保护生育能力。如果后来被诊断为无精症，重新植入生殖干细胞可以重新启动精原细胞的产生。在这个领域的临床研究很有前途，然而这一方法还处于实验期。

3. 癌症治疗后生育能力评估

在成功治疗恶性肿瘤后，很多年轻的幸存者想知道他们还有多少生育可能。对于女性，即使月经周期正常，也不能排除不孕的可能。治疗后，即使月经恢复，孕龄也会减少。我们可以通过多种方式评估卵巢功能，包括窦卵泡计数、抗缪勒氏管激素、促卵泡激素（FSH）浓度，这些测量需要在卵泡早期进行。对于男性，可以通过精液分析、FSH 水平和睾丸素水平来评估生育能力。

4. 癌症幸存患者作为父母面临的问题

约 80％长期存活的肿瘤幸存者在到达生育年龄时都认为自己将为人父母。但不幸的是，儿童期癌症生存者调查显示，男性和女性患者长大后不孕不育风险都增加。对因为肿瘤治疗而导致不孕不育的患者，一般建议领养孩子，或使用第三方生殖技术，如异体授精或胚胎捐献，而选择哪种方法取决于具体国家的指导意见和个人的伦理观点。然而，大多数长期存活的幸存者倾向于选择拥有亲生子女。无子女的幸存者中，遭受心理上的痛苦（高达 30%）和抑郁（高达 40%）的比例很高。此外，那些保留生育能力的患者会担心他们下一代的健康。在接受肿瘤治疗后，女性怀孕的活胎出生率为63%-73%。接受骨盆放疗的女性患者流产率更高。如果成年女性生殖器暴露于超过 10 Gy 的辐射剂量，或女孩在青春期前暴露于超过 2.5 Gy 的辐射剂量，死胎和新生儿死亡的概率将会增加，早产和低出生体重的风险也会增加。而男性睾丸辐照后未发现对后代有何影响。所幸不考虑治疗的影响，肿瘤幸存者后代患先天性畸形、单基因缺陷或细胞遗传学异常的风险不会增加。

三、结论

医生需要对肿瘤患者生活质量、生育和性方面问题加以关注。需要告知患者以及其伴侣肿瘤治疗潜在的长期影响，并且征询他们的观点，医生需要毫不避讳地处理这些问题。因为即使是在进行保守治疗的情况下，性是生活的一个重要和正常的方面而不是一件"奢侈的事"。所以，医生应该帮助患者保证良好，或至少是可以接受的生活质量。医生可以接受性医学的专科培训，但这不是必需的。保护生育功能咨询应该成为年轻癌症患者治疗的一部分。肿瘤科医生和保护生育能力的专家需要开展紧密的合作，这很有必要。进行生育功能专业咨询还有重要的心理方面原因：患者在初次得到诊断时,可能会思考患肿瘤后的生活。新科技给肿瘤患者带来生育领域的巨大进步,即使面临危及生命的病情或是高毒性的治疗,患者将获得保留生育潜能的大好机会。因此,由于这些科技上的进步,他们更有机会得到正常、圆满的家庭生活。

(夏青,徐迎春　译)

声明

Farthmann 博士、Schwab 博士和 Hasenburg 表明本文不对任何方造成利益冲突。

扩展读物

1. Armuand GM, Rodriguez-Wallberg KA, Wettergren L, et al. Sex differences in fertility-related information received by young adult cancer survivors [J]. J Clin Oncol,2012, 30：2147 - 2153.

2. Barton SE, Najita JS, Ginsburg ES, et al. Infertility, infertility treatment, and achievement of pregnancy in female survivors of childhood cancer：a report from the Child Cancer Survivor Study cohort [J]. Lancet Oncol, 2013,14：873 - 881.

3. Del Mastro L, Ceppi M, Poggio F, et al. Gonadotropin-releasing hormone analogues for the prevention of chemotherapy-induced premature ovarian failure in cancer woman：systematic review and mata-analysis of randomized trials [J]. Cancer Treat Rev, 2014,40：675 - 683.

4. Gerber B, von Minckwitz G, Stehle H, et al; German Breast Group Investigators. Effect of luteinizing hormone-releasing hormone agonist on ovarian function after modern adjuvant breast cancer chemotherapy：the GBG 37 ZORO study [J]. J Clin

Oncol，2011，29：2334－2341.

5. Glantz MJ，Chamberlain MC，Liu Q，et al. Gender disparity in the rate of partner abandonment in patients with serious medical illness [J]. Cancer，2009，115：5237－5242.

6. Grzankowski KS，Carney M. Quality of life in ovarian cancer[J]. Cancer Control，2011,18：52－58.

7. Hasenburg A，Amant F，Aerts L，et al. Psycho-oncology：structure and profiles of European centers treating patients with gynecological cancer［J］. Int J Gynecol Cancer，2011，21：1520－1524.

8. Karimi- Zarchi M，Forat-Yazdi M，Vafaeenasab MR，et al. Evaluation of the effect of GnRH agonist on menstrual reverse in breast cancer cases treated with cyclophosphamide［J］. Eur J Gynaecol Oncol，2014,35：59－61.

9. Nielsen SN，Andersen AN，Schmidt KT，et al. A 10-year follow up of reproductive function in women treated for childhood cancer[J]. Reprod Biomed Online，2013，27：192－200.

10. Partridge AH，Gelber S，Peppercorn J，et al. Web-based survey of fertility issues in young women with breast cancer［J］. J Clin Oncol，2004,22：4174－4183.

11. Rodriguez-Wallberg KA，Oktay K. Fertility preservation during cancer treatment：clinical guidelines［J］. Cancer Manag Res，2014，6：105－117.

12. Ruddy KJ，Gelber SI，Tamimi RM，et al. Prospective study of fertility concerns and preservation strategies in young women with breast cancer［J］. J Clin Oncol，2014，32：1151－1156.

13. Signorello LB，Mulvihill JJ，Green DM，et al. Congenital anomalies in the children of cancer survivors：a report from the childhood cancer survivor study［J］. J Clin Oncol，2012,30：239－245.

第二部分

如何处理治疗与随访过程中社会网络问题

第九章

癌症：社会问题

S.Kreitler

以色列特拉维夫大学心理科学学院肿瘤心理研究中心

一、患病率

近年来，人们越来越认识到，癌症不仅是一种医学问题，也是一种社会问题。社会支持、社会功能、人际关系和对家庭的影响被认为是所有年龄段、性别和癌症诊断的主要问题。社会问题至少占以上问题的 1/3，最主要的问题如社会生活、与配偶的关系、与孩子相处、沟通以及与家人相处等。在最近癌症存活率飙升之前，患者也报告了社会问题。一项早期的研究显示，超过 50% 的患者认为与家人和朋友的互动、与配偶的交流、照顾、约会和性行为等都存在问题。社交问题在社交媒体如 Facebook 和 Twitter 等社交媒体上表现突出。

二、社会问题是痛苦的来源

社会问题是癌症患者的一个严重的痛苦来源。癌症患者的心理压力水平高于其他患者，尽管他们的身体状况也很相似，这反映了他们对未来前景或社会问题的担忧。能够更好地解决社会问题的患者,他们的焦虑和抑郁程度较低,与癌症相关的问题也较少。在脑肿瘤患者中,住院治疗的主要原因包括社会问题。社会问题严重影响患者的生活质量。因此,与其他因素相比,处理社会问题可能会对癌症幸存者的健康产生更大的影响。

尽管他们的患病率很高,但在临床咨询中讨论社会问题比讨论其他心理问题要少。一项对全科医生的研究发现,医生们会一直等到患者濒临死亡时才讨论临终问题,更多的是处理身体症状,并不涉及社会问题。一项关于临床咨询中沟通内容的研究表明,仅有44%的患者和39%的临床医生会讨论社会活动。社会问题在46%的协商中得到了讨论,但是患者感觉他们讨论的次数比医生报告的少。

三、社会关系

1. 患者和家属

大多数患者都提到了家庭关系中的社会问题。长期以来,癌症一直被认为是一种家庭疾病,就像一个人的疾病一样。家庭成员的癌症可能会给家庭带来一种焦虑危机,因为家庭成员的稳定感、角色的正常分配以及日常行为和相互作用都会发生变化。此外,家庭成员可能负担过重,患者可能会对这种情况做出反应,承受更大的压力和痛苦。

2. 与配偶的关系

家庭中一个主要的社会问题是获得配偶的支持。要做到这一点,患者必须做好准备,能够与配偶分享他/她的经历和痛苦。而配偶需要能够提供理解、同情、情感支持和接受。充分的沟通似乎是一项基本要求。然而，沟通往往不够完美。常见原因是患者可能无法或不愿分担他/她的所有痛苦，而配偶可能无法或不愿在情感上承担起负担，可能会感到苦恼，可能日常工作太忙，可能缺乏提供足够支持的技能，结果将会增加患者配偶的紧张程度。研究表明，配偶可能以一种看似不支持或不敏感的方式对待患者。因为他们并不总是接受患者对所发生事情的看法，也不按照患者的期望行事。患者会因为觉得他/她没有得到配偶足够的支持，而感到沮丧和失望，并承受更大的痛苦、焦虑和沮丧。当患者和配偶对应该给予的治疗或关于癌症不同的沟通方式持有不同的观点时，紧张尤其严重——无论是公开讨论还是否认。家庭和社会问题对患者的健康非常重要，最近的一项荟萃分析显示，就痛苦而言，主要的因素是夫妻双方视为同一个情感系统的状态而不是每个人单独的状态。

3. 与其他亲密家庭成员的关系

儿童也可能导致患者的社会问题。未成年人可能会感到焦虑和困惑，可能需要患者的关注和支持。患者的困难或不情愿（有时也是配偶）向孩子们透露病情可能会引起其紧张。孩子们可能会对癌症有不同的误解，这可能会加剧他们的恐惧和痛苦。他们的情绪反应也可能会加重患者的社会负担。脆弱的孩子可能会表现出需要被关注的症状（例如厌食、恐惧症），这些症状可能会使对患者的关注支持减少。成年子女通常会为生病的父母提供情感和财力支持。然而，这种情况可能并不总是会出现，原因有以下几个：父母没有要求帮助、没有向子女解释情况的严重性、子女们无法停止其工作并腾出时间为帮助生病的父母。这可能会导致家长和成年子女之间的关系出现裂痕。有时患者还会有年迈的父母。父母可以在很多方面给患者提供支持。然而，与父母的关系也可能导致患者的社会问题。一个是沟通的问题，患者可能会犹豫是否要向父母透露他们的诊断，原因是他们的健康状况很脆弱，或者因为违背了父母的期望而感到不安和羞愧，因为他们违反了预期的生老病死秩序。此外，患者在生病时不能帮助父母，可能会感到内疚。有时，年迈的父母（主要是母亲）可能会过度地参与到照顾患者的过程中，而这名患者可能是一个已经长大结婚的儿子或女儿。当父母试图替代患者配偶的角色时，情况可能变得复杂起来。在这种情况下，患者可能会卷入配偶和父母关系的冲突中。因此，家庭可能会给患者带来明显的社会上的困难。意料之中，在有较高社会压力的女性中，有更多一级亲属的女性病死率和乳腺癌病死率较高。

4. 与其他亲密个体的关系

家庭亲戚、爱人、朋友和熟人可能是不同方面的支持来源。他们帮助的前提是获得关于癌症诊断和治疗的充分信息。患者可能不愿向不亲密的家庭成员提供信息，因为他们希望保留自己的"健康"形象，避免他人的怜悯。此外，这些"亲密的人"也有自己的需要，这并不容易。一些人可能需要就医疗问题进行详细的沟通，而另一些人可能想要尽可能少地了解。作为回报他们提供的支持，有些人可能会希望得到患者的感激，或者甚至帮助其他人，包括患者或者他们自己。通常情况下，亲密的人不知道如何帮助患者。他们可能也忽视了患者虚弱和生病的事实，所以他/她可能很难和许多不同的支持者一起度过一段时间。这些困难可以解释一些现象。例如，有性伴侣的患者在社会和家庭环境中有更多的问题，在心理健康方面得分较低。一项对前列腺癌患者的研究发现，在 10 名患者中，有 3/10 的人不能信任他们的配偶。一个严重的社会问题的根源是维持以前的关系。作为一名癌症患者，自然希望朋友能够提供所需要的支持。通常朋友们会这样做，但有时不会，或者会减少他们的支持，甚至会随着时间的推移而消失。原因可能是不能接受被诊断为癌症、希望与痛苦分离、害怕自己可能被要求给予更多的帮助，或者是因为他们不再享受与患者的关系。对于癌症患者来说，朋友的失望是一个很困难的社会问题，他们无论如何都会把自己的生活看成是一系列的损失。研究表明，个人倾向于与癌症患者保持距离，因为他们认为癌症是一种耻辱。此外，癌症患者往往与他人保持距离，因为他们不想因自己的痛苦而负担过重，或为自己的外表感到羞愧。这些因素使得维持以前的关系或形成新的关系变得困难。

5. 与治疗者和互联网团体的关系

患者倾向于寻求他人的支持，尤其那些同样是癌症的患者。这包括许多患者期望临床医生以及其他患者，主要是幸存者和基于互联网的组织或非组织的团体，对他们的困境表现出了解。这些都能提供信息、支持、理解、建议和归属感。

四、癌症的特殊社会问题

1. 孤独和孤立

由于在维持原有关系和形成新关系方面存在困难,许多癌症患者发现自己在社会交往中孤立无援。然而,即使不是这样,许多患者也会感到孤独。孤独作为主诉是非常普遍的,并且被广泛地记录下来。它在所有年龄、诊断或疾病分期的患者中非常常见,反映了患者在失去与生命接触和接近死亡时所面临的生存困境和无助绝望,他们觉得没有人能理解或减轻他们的困境。即使与他人讨论时,孤独感也会持续存在。它会导致绝望、抑郁和消沉,并可能加重疾病和治疗的痛苦。孤独不仅会影响患者的情绪状态和生活质量,还会影响到他/她的健康和痛苦,因为它会加重应激反应,削弱生理修复过程,加剧免疫系统失调。

2. 沟通

沟通是一个关键点,它能使患者的社会问题变得越来越少。患者沟通的主要障碍是:不愿分享、对他人的信任度低、渴望自理、想要保护个人的秘密和隐私、害怕被拒绝和嘲笑、羞愧和内疚。目标听众的主要障碍是:渴望与痛苦分离、害怕过度参与、害怕癌症,以及不知道如何应对。在双方的观点中,可能会有一些禁忌话题,这些话题可能不会被讨论、禁止情绪表达,以及缺乏沟通技巧。为了改善沟通,重要的是要考虑到文化的内容、风格和沟通程度。

3. 社会支持

社会支持是肿瘤心理学中最被广泛研究的内容。大多数研究都显示了社会支持的积极作用。提高生活质量、降低抑郁和焦虑、提高治疗依从性，甚至改善医疗效果。积极的影响可能来自于情绪因素，比如患者对自己的信心增强，加强了对自己的保护和关爱，以及对他人的幸福感。然而，社会支持也能使人认识到困难，从而更好地调整。值得注意的是，过多的社会支持可能会使疲惫不堪的患者负担过重。此外，并不是所有的社会支持都是同样有益的。最好的类型是"积极的社会互动"，没有冲突。此外，并不是每名患者都能接受社会支持。有一套理念，指的是情感表达，准备限制自己的独立性和隐私、相信他人，以及与他人相似的感觉，这些都能让一个人接受社会的支持。当这种动机性倾向较弱时，个体可能不愿寻求社会支持或无法从中获益。

五、结论

许多研究和观察证明了社会问题对于患者生活质量、情绪和健康的重要性。社会因素可能对患者的健康造成影响，也会破坏患者内心的平静和机体的恢复。在疾病的不同阶段，无论男女，在所有年龄组和文化中社会因素都是有效的。这些因素在与配偶、子女、父母、家庭成员、朋友、熟人、其他患者以及普通互联网团体的成员之间的关系中变得很明显。

所有人都需要与他人取得联系，癌症患者更需要与他人取得联系，特别是与那些可以倾诉他们的焦虑和痛苦的人。许多癌症患者抱怨孤独，这反映了他们缺乏与其他能够倾听和提供支持者的联系。许多患者报告社会问题，这可能反映出他们没有得到足够的支持和理解。当获得支持的时候，它会给患者带来希望和力量；失去的时候，则会充满绝望。沟通不足是缺乏支持的一个主要原因。最理想的状态是解决患者和那些期望提供支持的人的沟通障碍。

　　建议对社会问题的评估应成为常规临床实践的一部分。当发现问题时，建议采取措施改善情况，包括传授沟通技巧和解决社会问题的方法。

（孙荔　译）

声明

Kreitler 博士没有报告任何利益冲突。

扩展读物

1. Cull A，Stewart M，Altman DG. Assessment of and intervention for psychosocial problems in routine oncology practice［J］. Br J Cancer，1995，72：229-235.

2. Hagedoorn M，Sanderman R，Bolks HN，et al. Distress in couples coping with cancer：a meta-analysis and critical review of role and gender effects［J］. Psychol Bull，2008，134：1-30.

3. Helgason AR，Dickman PW，Adolfsson J，et al. Emotional isolation：prevalence and the effect on well-being among 50-80-year-old prostate cancer patients［J］. Scand J Urol Nephrol，2001，35：97-101.

4. Kent EE，Smith AW，Keegan TH，et al. Talking about cancer and meeting peer survivors：social information needs of adolescents

and young adults diagnosed with cancer [J]. J Adolesc Young Adult Oncol, 2013,2: 44-52.

5. Kroenke CH, Kwan ML, Neugut AI, et al. Social networks, social support mechanisms, and quality of life after breast cancer diagnosis [J]. Breast Cancer Res Treat, 2013, 139: 515-527.

6. Holland JC, Breitbart WS, Jacobsen PB, et al. Psycho-Oncology [M] //Lewis FM. The family's "stuck points" in adjusting to cancer. 2nd ed. New York: Oxford University Press, 2010, 511-515.

7. Resendes LA, McCorkle R. Spousal responses to prostate cancer: an integrative review [J]. Cancer Invest, 2006,24: 192-198.

8. Rokach A. Terminal illness and coping with loneliness [J]. J Psychol, 2000,134: 283-296.

9. Taylor S, Harley C, Campbell LJ, et al. Discussion of emotional and social impact of cancer during outpatient oncology consultations [J]. Psychooncology, 2011, 20: 242-251.

第十章

财务问题

D. J. Bruinvels

荷兰 voor Klinische Arbeidsgeneeskunde 研究中心

一、介绍

癌症治疗可能带来巨大的经济负担，治疗后丧失工作能力和失业也可能导致财务问题。在治疗的过程中可能还有一些额外的支出，比如收入的减少、增加的医疗保险费、保险自付额、分摊付款额、治疗往返的交通费用、治疗期间子女托管的费用，等等。

拥有健康保险的癌症患者往往会关注治疗成本的问题。无论是在研究型医院还是在社区医院接受治疗的患者中，高昂的治疗费用都是当下和今后常见的问题。患者可能面临许多费用支出项目和一些额外的花费。医疗保险公司往往区别对待经济困难人群以及保额交纳不足的人群，因为这些弱势群体的支付能力不足可能会成为治疗的一个重大障碍。然而，费用问题可能并不仅仅局限在这些被视为弱势群体的人群中。比如在一个研究中心接受治疗的患者中有 1/4 认为往返的交通费用是一笔额外的负担，而许多患者会选择去离家更远的三级医院而不是去社区医院治疗。鉴于很多患者会面临经济上的不确定性和不断增加的癌症治疗费用，医疗服务的提供者可能需要对所有患者的经济情况进行关注，而不仅仅是对某些特殊人群。

当患者存在财务问题时会给治疗带来什么影响？近三分之一的成年癌症患者在过去一年内因财务问题，如因为担心治疗费用不足，导致了医疗、处方药、口腔、眼科或心理保健延误。为帮助癌症患者及其家属应对经济压力而进行干预是极具挑战性的，部分原因是因为这需要扩展现有的患者护理模式并采取多层次的干预措施。

最近提出的癌症康复模型认识到全面关怀的必要性。该模型建议关注社会需求和职业需求，扩大生存关怀，促进自我管理，鼓励患者保留或者返回劳动力队伍。这有可能降低整体和个人的癌症治疗成本，应被视为一种减轻财务负担的方法。尽管在门诊进行癌症康复服务有潜在的获益，但获得这种服务需要克服多重障碍：覆盖范围广泛的医疗保险、多种多样的付款方式、类型繁多的保险计划、复杂的授权和报销方式。常见的医疗保险计划完全或部分覆盖了绝大多数的康复服务，然而其覆盖的阶段有限、金额受限制、要求严格遵循其制订的继续治疗指南，这意味着一些癌症患者不能接受他们推荐的治疗。私营医疗保险公司也为一些国家的物理和职业治疗服务，但这些服务的覆盖范围可能相差很大，并有大量的分摊付款额，因而难以被财务紧张的癌症患者接受。最后，能否成功获取适当的康复服务还取决于转诊方式以及医疗服务提供者和管理人员了解健康保险计划的能力。医疗服务提供者须能够确保及时的授权和继续提供服务的处方，找到高质量的网络供应商，了解转诊流程，并帮助患者制订复杂的福利计划。目前，国家或地区的职责分工、复杂的福利计划，以及医疗保险计划中患者成本分摊的不同可能会导致癌症康复服务的使用不足。

二、失业

工作是最普遍的获取金钱和减轻财务负担的方法，然而癌症患者遭受失业的困扰。最近的一项荟萃分析显示癌症患者比健康人失业的可能性高出 1.37 倍（33.8% vs 15.2%）。对乳腺癌、胃肠道肿瘤和女性生殖系统肿瘤患者来说，失业风险的增加已被确认，而血液系统肿瘤、前列腺癌和睾丸癌患者的失业风险较低。生活在不同国家和时期的癌症患者面临不同的失业风险，例如当前我们的经济环境可能面临尤为突出的高失业率。上述数据是在世界经济衰退之前收集的，现在失业风险可能会继续扩大。

最近一项以癌症患者重返工作的预测指标为研究对象的荟萃分析显示，某些工作岗位（如重体力劳动）对从业人员的要求给癌症患者重返工作岗位创造了障碍。重体力劳动者重返工作的可能性和化疗负相关，而微创手术与重返工作正相关。乳腺癌患者重返工作的机会最大。老年、低教育程度、低收入与就业呈负相关；广泛转移与重返工作岗位和再就业呈负相关；女性与重返工作负相关。基于这些发现，在癌症确诊同时就可以确定一部分重返工作和就业的预测因素。临床医生应该意识到这些预测因素（见表 10-1），并应考虑癌症患者的康复或早期康复。因此，需要临床医生和其他专业人员采取干预措施以提高癌症患者的工作参与度。在恢复工作过程中，肿瘤专家、初级保健提供者和职业保健专业人员的共同努力对成功至关重要。

表 10 - 1　重返工作和就业的预测因素

	回　归　工　作		就　　业	
因　素	效果	证据级别	效果	证据级别
社会-人口学				
年龄(年老)	↓	低	↓	高
性别(女性)	↓	中	↓	不一致
教育程度(低)	↓	低	↓	高
收入(低)	↓	不足	↓	高
婚否(否)	↓	不确定	↓	不一致
种族(少数民族)	↓	不一致		
城市(大)			↑	低
工作特点				
体力劳动(高)	↓	高		
工作时间(长)	↑	不足	↑	低
自由职业者	↓	低	↓	低
职业类(低)	↓	低	↓	低
工作年限(长)	↓	低	↑	低
带薪病假	↓	不确定		
雇员住宿	↑	不确定		

回　归　工　作			就　业	
因　　素	效果	证据级别	效果	证据级别
雇主歧视	↓	不确定		
职业保健	↑	低		
社会支持	↑	不确定		
疾病				
外科手术	↑	低		
微创手术	↑	高		
化疗	↓	高	↓	不确定
放疗	=	不确定	=	不足
进展期疾病	↓	中	↓	中
肿瘤部位	↕	高	↕	低

三、干预

坚持工作或早期康复旨在让患者参与工作并确保其收入的干预措施可分为三组:"坚持工作"干预(早期康复)、"重返工作"干预(康复)以及针对缓解阶段患者的干预措施。

1. 坚持工作

坚持工作或早期康复的原则是预防。在患癌症的情况下工作,这是三级预防。如果一级和二级预防旨在预防疾病癌症,三级预防的目标是尽量减少癌症的影响。三级预防常常被概念化为与护理相关的预防,它有三个目标:预防并发症、治愈或稳定疾病、减少运动功能或感官功能丧失的影响。2009 年,荷兰启动了大规模的癌症康复研究项目——A-CaRe 项目。该方案的目的是加强早期康复对身体素质和心理健康的贡献。除了医生、物理治疗师和其他医疗保健提供者的日常治疗,该项干预不需要额外的技能和知识,但干预的时机是创新性的。对康复来说,从预期的并发症开始是不常见的。因此,在荷兰和其他大多数欧洲国家,康复不在基本医疗保险范围内。在荷兰,基本医疗保险由医疗保险法规定。尽管这项立法规定,治疗高风险的疾病不能也不应该与治疗疾病区别开来,但这种做法在荷兰的医疗保健中并未得到实施。因此,荷兰医疗服务提供者面临挑战,并在寻求替代方法。患者在接受治疗期间继续工作的可能性使雇主或雇佣保险公司更愿意为早期康复治疗提供资金。

2. 重返工作岗位

帮助重返工作岗位的干预通常被认为与康复有关。一些证据表明,康复或职业治疗部分加速了患者重返工作岗位,但关于患者全面稳定回归工作的证据依然缺乏。目前在荷兰的 A-CaRe 项目中调查了不同的康复方法。在该计划的临床部分,评估了最先进的运动干预措施对身体健康和疲劳的有效性。此外,还评估了旨在恢复特定癌症患者和患者群体的社会心理功能和生活质量的干预措施。确定这些干预措施的成本效益也是本方案的一部分。该方案的第二部分着重于以网络为基础的干预措施,以提高患者的能力、重返工作干预以加强患者的社会地位、在家进行癌症康复治疗以及实施以体育锻炼为重点的临床护理计划。其他欧洲国家也有类似的研究和计划,希望未来几年能够提供有关重返工作干预的新数据。

3. 姑息治疗

在姑息治疗阶段,关于患者"坚持工作"和"重返工作"干预的有效性还缺乏证据。然而,从患者的角度来看,肯定需要循证干预措施。处于稳定姑息阶段的患者可能存活多年,并可能支出更多的医疗费用。从财务的角度来看,没有工作是不行的。这些患者中的很大一部分可能会失业,因为他们不能像没有癌症的同事一样高效地工作。此外,终末姑息阶段的患者可能想要有尊严地结束自己的工作生涯。他们经常想完成最后一个项目,或者想要指导一个同事如何接管他们的工作。在这些情况下,癌症康复可能有助于患者在有限存活的几个月内设定和实现个人目标。

4. 职业病补偿

有时癌症是与工作相关的。然而,临床医生往往意识不到疾病与工作之间的关系。1981 年在向美国国会提交的报告中,多尔和皮托估计美国 4% 的癌症死亡是由职业造成的。自报告提出的 25 年内,这一比例被许多欧洲国家用作估计职业相关癌症的基础。2005 年,在英国进行了一项类似的研究以评估职业相关癌症的程度。研究发现,2005 年在英国记录的所有癌症死亡患者中,5.3%(男性 8.2%,女性 2.3%)都可以归因于过去的职业暴露。此外,2004 年英国所有新诊断癌症患者中的 4.0%（男性 5.7%，女性 2.1%）也归因于过去的职业暴露。

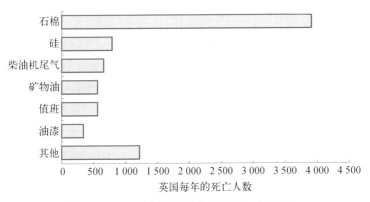

图 10-1 2005 年英国职业癌症死亡人数统计

源于：Chen Y. Occupational Cancer in Great Britain 2013. Health and Safety Executive，January 2014. Contains public sector information published by the Health and Safety Executive and licensed under the Open Government Licence. http：//www.nationalarchives.gov.uk/doc/open-government-licence/version/2/

在许多欧洲国家，职业疾病有财政补偿计划。临床医生在诊断癌症时应始终考虑职业疾病可能。这不仅适用于正在工作的患者，而且也适用于前雇员和退休人员，因为职业相关癌症经常需要在接触到职业致癌物质后很多年才能检测出来。在欧洲，临床医生可以让患者发起职业病评估要求并让相关机构获悉。赔偿计划可能有助于减轻患者的经济负担，并可用于支付医疗保险未涵盖的额外费用。

（陆虹旻　译）

声明

Bruinvels 和 Schuurman 博士没有报告任何利益冲突。

扩展读物

1. Alfano CM，Ganz PA，Rowland JH，et al. Cancer survivorship and cancer rehabilitation：revitalizing the link［J］. J Clin Oncol，2012，30：904-906.

2. Amir Z，Brocky J. Cancer survivorship and employment：epidemiology［J］. Occup Med (Lond)，2009，59：373-377.

3. Chen Y. Occupational Cancer in Great Britain 2013［R/OL］. Health and Safety Executive；January 2014. http：//www. hse. gov. uk/statistics/causdis/cancer/cancer.pdf.

4. Chinapaw MJ，Buffart LM，van Mechelen W，et al. Alpe d'HuZes cancer rehabilitation （A-CaRe） research：four randomized controlled exercise trials and economic evaluations in cancer patients and survivors［J］. Int J Behav Med，2012，19：143-156.

5. de Boer AG，Taskila T，Ojajärvi A，et al. Cancer survivors and unemployment：a meta-analysis and meta-regression［J］. JAMA，2009，301：753-762.

6. de Boer AG，Taskila T，Tamminga SJ，et al. Interventions to enhance return-to-work for cancer patients［J］. Cochrane Database Syst Rev，2011，(2)：CD007569.

7. Doll R，Peto R. The causes of cancer：quantitative estimates of avoidable risks of cancer in the United States today［J］. J Natl Cancer Inst，1981，66：1191-1308.

8. Kent EE，Forsythe LP，Yabroff KR，et al. Are survivors who report cancer-related financial problems more likely to forgo or

delay medical care? [J] Cancer, 2013, 119: 3710 – 3717.

9. Kroes ME, Mastenbroek CG, Couwenbergh BTLE, et al. Van preventie verzekerd [R]. College voor zorgverzekeringen. Diemen, 2007.

10. Lötters FJ, Foets M, Burdorf A. Work and health, a blind spot in curative healthcare? A pilot study [J]. J Occup Rehabil, 2011, 21: 304 – 312.

11. Santa Mina D, Clarke H, Ritvo P, et al. Effect of total-body prehabilitation on postoperative outcomes: a systematic review and meta-analysis [J]. Physiotherapy, 2014, 100: 196 – 207.

12. Silver JK, Baima J, Newman R, et al. Cancer rehabilitation may improve function in survivors and decrease the economic burden of cancer to individuals and society [J]. Work, 2013, 46: 455 – 472.

13. Stump TK, Eghan N, Egleston BL, et al. Cost concerns of patients with cancer [J]. J Oncol Pract, 2013, 9: 251 – 257.

14. Timmons A, Gooberman-Hill R, Sharp L. "It's at a time in your life when you are most vulnerable": a qualitative exploration of the financial impact of a cancer diagnosis and implications for financial protection in health [J]. PLoS One, 2013, 8(11): e77549.

15. van Muijen P, Weevers NL, Snels IA, et al. Predictors of return to work and employment in cancer survivors: a systematic review [J]. Eur J Cancer Care (Engl), 2013, 22: 144 – 160.

第三部分

如何提高随访过程中
患者的生活质量

第十一章

生活方式改变

F. L. Pimentel

葡萄牙威罗大学健康科学中心

一、引言

不健康的生活方式被认为是占全球 50%-75% 癌症的原因,其中包括抽烟、缺乏运动、酗酒、饮食结构不良、不安全性行为等。据估计,若能避免或尽量减少这些不健康的生活方式,每年将可减少 280 万例癌症病例。为达到最佳治疗效果,诊断癌症后的生活方式将作为一个相当重要的部分。因此,随着癌症幸存者的增加(这与癌症预防的进步、早期诊断与治疗以及人口寿命的延长相关),生活方式相关的干预应被纳入到患者的康复计划中。这些计划包含了一系列的内容:生活方式和行为改变的信息交流与咨询、心理支持、社会支持、抗癌治疗副作用的应对策略以及多种临床情况的附加治疗等。另外,癌症幸存者仍有癌症复发、继发恶性肿瘤(second malignant neoplasm,SMN)以及包括心血管病和糖尿病在内的其他心理或生理问题的风险。这些风险可能源于癌症治疗、遗传或生活方式。选择更健康的生活方式可以减少复发风险,同时提高患者健康相关的生存质量(HRQoL)(如患者自觉疲劳状况的减少)。本章节中我们将描述生活方式改变对癌症幸存者的益处,为此,选择以全球视角下的康复计划为框架来描述生活方式的改变。

二、生活方式和四种最常见癌症

下面我们将回顾生活方式干预在四种全球常见癌症——乳腺癌、肺癌、结直肠癌和前列腺癌中所起的作用。当然生活方式干预在其他类型的癌症或慢性疾病的发生进展中也有十分重要的地位。

1. 乳腺癌

对乳腺癌幸存者来说,维持规律的体力活动,养成健康的饮食习惯与戒烟是长期治疗中增进健康以及达到长期无复发生存的重要步骤。然而,干预后对乳腺癌幸存者体力活动和饮食维持效果的评估仍然很少。体重增加与绝经后乳腺癌风险增加相关,肥胖与早期乳腺癌预后不良有关,诊断后体重增加也增加了其预后不良的风险。

乳腺癌幸存者会自觉增加水果和蔬菜摄入量、增加体力活动以及减少脂肪和肉类摄入量。然而,证据也表明,乳腺癌幸存者在饮酒、体重指数或吸烟上与未患癌症的女性相比无二致。体力活动对乳腺癌治疗后的生存有着至关重要的作用:具有安全可行、促进身心健康的特点。治疗后体力活动干预可以略微调节有氧耐力、总体 HRQoL、疲劳状况和胰岛素样生长因子-1,也能一定程度减少治疗的副作用。与不进行体力活动的女性相比,诊断癌症后增加体力活动的女性死亡风险降低了 45%,而诊断后减少减少体力活动的女性,其死亡风险增加了 4 倍。在乳腺癌幸存者中,体力活动和饮食干预经证明是有效的短期行为改变。然而,持续行为变化方面记录的数据较少。

乳腺癌患者的生存与其吸烟史也有关系。但与癌症特异性病死率相比,吸烟似乎更有可能增加全因死亡率。社会人口因素改变生活方式的数据尚不完善。尽管如此,数据表明年轻的女性更有可能改变生活方式,且低强度的体力活动与低程度的教育水平相关。乳腺癌的诊断被认为是一个“教育时机”,此时人们更容易接受更健康的生活方式。因此,我们必须给予相关的生活方式建议,尤其包括:达到和保持健康的体重;每周至少 150 min 中等强度的运动;均衡饮食,提高蔬菜、水果和全谷物比重并限制饮酒。此外,这也是一个提供戒烟服务的时机。

2. 肺癌

吸烟是肺癌的一大致病因素。目前肺癌幸存者中的吸烟率较低(20.9%),但其他吸烟相关癌症幸存者的吸烟率仍然较高(38.8%)。在早期小细胞肺癌中,继续吸烟和复发以及第二原发性肿瘤的发病率增加之间存在关联。此外,据推算早期肺癌患者戒烟后有 70% 的生存机会,若继续吸烟,其概率仅为 33%。相比其他癌症幸存者,肺癌幸存者的 HRQoL 通常更差。但对于诊断肺癌后增加运动的患者,HRQoL 和症状都有改善。事实上,肺癌患者的体力活动能改善其肺功能和肺血管灌注,降低肺炎和血栓事件的风险,从而改善总体生存状况和 HRQoL。许多肺癌幸存者过去曾有吸烟史，所以他们罹患心脏病、发生卒中、肺气肿和慢性支气管炎风险也很高。戒烟有利于改善肺功能，也有许多其他好处。因此，必须鼓励肺癌康复患者遵循既定的康复指导原则。

3. 结直肠癌

对于结直肠癌幸存者来说，健康生活方式（饮食、体力活动、低酒精摄入量、戒烟和肥胖管理）对 HRQoL 和身体机能，以及降低发病率和死亡率都有积极效果。尽管如此，大部分结直肠癌幸存者的健康行为并不理想，这也导致了较差的健康相关生活质量。虽然吸烟者和饮酒者的比例低于普通人群，结直肠幸存者中超重人群的比例更高。超重的大肠癌幸存者更可能合并心血管疾病。此外，接受化疗与超重间有着密不可分的联系。因此，对人群，尤其对男性患者，化疗患者和社会经济地位较低的患者，减重应是干预最重要的目标。尽管有这些发现和建议，当比较诊断前后的行为变化时，前列腺癌幸存者几乎没有产生生活方式的改变。但在水果和蔬菜的摄入量和体力活动方面，仍发生了一些小的变化。在主要治疗后对结直肠癌患者实施的 6 - 24 个月的生活方式干预，在饮食行为、疲劳状况、运动耐量、功能能力和腰臀比方面都有较大的影响。一开始结直肠癌患者可能对饮食和行为在致癌中所扮演的角色持怀疑态度，部分原因是他们认为自己的生活方式是健康的，因此认识不到恢复健康的生活方式会减少未来的患病风险。但最终，调整饮食的患者都强调这些变化对他们健康和生活的重要性。

因此,关于生活方式选择的个性化、循证的指导应该成为护理计划的一部分,且应该建立在结直肠癌患者的生存计划中。其中以减肥为重点的干预措施尤为重要,因为它们可以减少功能减退,提高生存率。

4. 前列腺癌

对于早期前列腺癌患者来说,"观察等待"是医学决策之一,研究表明一年时长的主要生活方式改变可改善预后[包括降低前列腺特异性抗原(prostate-specific antigen,PSA)水平]。然而,实现中这些结果所需的干预强度可能不容易转化为实际应用。前列腺癌患者每周参与超过 3 个代谢当量(metabolic equivalent,MET)时长的体力活动可以降低 35% 的死亡风险。而根据目前的证据,吸烟尚未被确定为前列腺癌患者生存的关键因素。

三、生活方式和癌症

癌症诊断后生存和恢复的需求为患者改变或改善生活方式提供了绝佳的机会。尽管如此,许多患者在患癌后期仍然保持不健康的生活习惯。估计癌症幸存者中非常普遍的生活习惯包括:15.1% 的患者仍在吸烟;27.5% 的患者属于肥胖;31.5% 的患者在过去 30 d 中没有体力活动。事实上,出于某种原因,癌症诊断甚至会对生活方式产生负面影响。大多数研究发现,成人癌症幸存者与没有癌症病史的患者之间生活方式没有差异。然而,有些研究表明癌症诊断对改变吸烟和饮食有积极意义,却对锻炼有负面影响。即使儿童时期的癌症幸存者成人后的生活方式选择也并没有受到影响，年轻的成人癌症幸存者亦然。然而，来自 9 105 例癌症幸存者的数据显示，改善生活方式达标患者的数量与 HRQoL 呈正相关。

1. 营养、肥胖和锻炼

肥胖和能量失衡（即过多的能量摄入和过少的体力活动）是癌症诊断后的重要因素。它们会影响疾病的进程，以及整体健康和生存。

健康饮食计划通常包括以下目标：① 通过正常餐饮来满足营养需求，而不是通过加餐；② 减少饱和脂肪摄入；③ 增加鱼肉摄入，减少红肉摄入，避免食用加工肉类；④ 多样化饮食以确保维生素和必需矿物质充足；⑤ 限制食盐摄入；⑥ 增加绿色和十字花科蔬菜以及含有类胡萝卜素的多种水果和蔬菜。对于癌症患者，甚至有"癌症治疗期间和之后的营养和体育活动的知情选择"指南。然而，针对临床医生开展的一项关于体重管理对癌症幸存者的风险和益处的调查表明，临床医生对这些指南的认识存在不足。此外，临床医生在帮助癌症幸存者改变生活方式时常过于谨慎。一项研究证实了这一论点：在 6 种主要癌症幸存者的饮食估计中，只有不到 20% 的癌症幸存者摄入了足够的水果和蔬菜。因此尽管有这些建议，肥胖和久坐的生活方式在癌症幸存者中仍然非常普遍。而证据显示几种恶性肿瘤（包括乳腺癌、结肠癌、子宫内膜癌和前列腺癌）中，体力差、肥胖与癌症复发致死之间存在相关性。现已提出了几种生物学机制来解释这种相关性，包括胰岛素样生长因子水平的变化、免疫调节、性激素和代谢激素水平以及前列腺素比例。当然，采取和保持适当的体力活动水平对于大多数健康的成年人来说，还是一个重大的挑战，对癌症患者来说其难度更加巨大。通常来说，癌症诊断和治疗会导致体力活动减少。即使对本身不常运动的幸存者，诊断后也会更加减少运动。尽管如此，体力活动在癌症治疗期间和之后都很好耐受。即便是老年患者，体力活动也是有益的。此外，老年患者对饮食干预也表现出良好的反应，且能维持这些生活方式的改变从而最终达到持续的减重效果。

我们建议癌症幸存者每周至少有 5 d 进行至少 30 min 的中等强度体力活动，其中存在剂量相关效应（即体力活动越多，益处越多），即使是轻微的运动也比无运动更有益。当然，锻炼计划应在医疗专业人员陪同下根据临床情况量身定制。家人或朋友能给患者提供继续的额外动力，因此让他们参与锻炼计划也可能有益。然而，尽管体力活动好处众多，但仅有不到 50% 的癌症幸存者达到了推荐运动量。研究还表明，实际上癌症幸存者比那些没有癌症的人更能调节身体，达到活跃状态，但是大多数幸存者的活动仍然十分不足。治疗过程中，良好的营养和运动习惯能够降低癌症患者治疗副作用的风险和提高治疗期间 HRQoL，营养和锻炼在疲劳、便秘、血栓栓塞、身心健康等方面都有好处。健康的生活方式与降低复发风险和提高生存率有关。对于患乳腺癌、前列腺癌和结肠直肠癌的年迈的长期幸存者，其生活习惯大多不健康。而饮食和运动的干预能够减轻自身功能衰退的感觉。这类干预已成功地通过电话咨询和邮寄的宣传册实施。对于癌症患者，他们能够接受生活指导和建议。英国的一项人口调查表明，大多数有癌症病史的人(或认识癌症患者的人)认为生活方式建议和指导的干预是有益的。因此，医疗专业人员向患者提供生活方式建议非常重要，如有必要，也可以转诊向上级医院寻求建议和指导。

总的来说，应该建议癌症患者(之后为幸存者)接受健康的饮食和锻炼计划，这将使他们维持健康的体重，最终通过健康状况获益，并可能减少癌症复发和死亡。

2. 吸烟

据估计，吸烟导致了约30%的癌症患者死亡。因此，全面戒除烟草是人们减轻癌症负担最重要的一步。在癌症诊断后继续吸烟会导致：① 降低癌症治疗的有效性，增加毒性作用；② 延迟手术创口愈合；③ 阻碍患者恢复；④ 降低生存机会。尽管有以上证据，许多癌症幸存者仍在继续吸烟。据估计，美国中老年人中癌症患者和无癌症病史的人的吸烟率相似。然而，年轻的成人癌症患者(18-44岁)的吸烟率比其余人群高出了70%(40.4% vs 24.6%)。对6个主要癌症地区的9 105名癌症幸存者进行的调查显示，超过80%的肺癌幸存者能够采纳健康指导。尽管如此，除肺癌外的烟草相关癌症的幸存者中，吸烟率仍然高于其他癌症幸存者和没有癌症病史的人。由于戒烟十分困难，因此必须向所有癌症幸存者提供戒烟服务，并制订促进戒烟的方案。癌症的诊断和治疗是戒烟干预的"教育时机"。此时，干预应紧接着治疗，从而获得更高的戒烟成功率。烟草相关癌症患者的戒烟率较高，但仍应注意长期戒烟后可能出现的复吸。

四、总结

　　对于全球数百万的癌症患者来说,长期生存是可以实现的,他们需要的是一份全面完善的康复计划。癌症幸存者是一个脆弱的人群,他们可能从健康的生活方式与行为选择中受益。然而,目前大多数癌症幸存者的行为并不健康,这最终会导致更高的疾病风险和医疗成本。癌症幸存者作为一个整体,应有统一推荐的饮食、体重管理和体力活动指标,但也需要参考个人情况评估和风险分层。应特别注意有合并症、超重或久坐的患者以及吸烟的患者这些高风险人群。不同于其他患者,医疗保健提供者必须了解和认识癌症幸存者的独特需求。这些需求与癌症疾病和癌症治疗相关,并且极可能是现阶段尚不了解的监护和护理需求,这也是医疗保健系统必须考虑的因素。多项指南已经认识到营养和体力活动对于癌症幸存者的重要性。为了达到最优化护理,应建议癌症幸存者有一份治疗总结和护理计划以作为指导方针和交流工具。现已有几个模型,其中"共同关怀模式"已被提议作为协调癌症护理和初级卫生保健之间关系的最佳方法。当然,这些模型应当适应当地的卫生资源,并根据患者的需求进行个体化。由于癌症幸存者的增加,需要更多的研究来评估生活方式改变对人群健康相关结局的影响。同时,现行的研究还将通过表型、基因型、治疗暴露以及其他生活方式和环境因素来显示在不同亚群中的相关获益。

　　总之,癌症幸存者必须接受康复计划,并将其纳入促进健康生活方式的方法。患者、家庭、医疗保健专业人员甚至整个卫生系统都应参与到这些工作中来。

（崔玖洁　译）

声明

Pimentel 博士没有报告任何利益冲突。

扩展读物

1. Demark-Wahnefried W, Jones LW. Promoting a healthy lifestyle among cancer survivors [J]. Hematol Oncol Clin North Am, 2008, 22: 319 - 342.

2. Jang S, Prizment A, Haddad T, et al. Smoking and quality of life among female survivors of breast, colorectal and endometrial cancers in a prospective cohort study [J]. J Cancer Surviv, 2011, 5: 115 - 122.

3. Johansen C. Rehabilitation of cancer patients — research perspectives [J]. Acta Oncol, 2007, 46: 441 - 445.

4. Ligibel J. Lifestyle factors in cancer survivorship [J]. J Clin Oncol, 2012, 30: 3697 - 3704.

5. Pekmezi DW, Demark-Wahnefried W. Updated evidence in support of diet and exercise interventions in cancer survivors [J]. Acta Oncol, 2011, 50: 167 - 178.

6. World Cancer Research Fund, American Institute for Cancer Research. Food, nutrition, physical activity, and the prevention of cancer: a global perspective, 2007 [R/OL]. http://www.dietandcancerreport.org/.

第四部分

如何整合患者的常规癌症监测和康复计划

第十二章

癌症幸存者照顾计划

J. M. Jones, D. Howell

加拿大玛格丽特癌症中心

一、简介

全世界每年有 1 200 多万人被诊断为癌症。令人鼓舞的是,在过去的 30 年里,由于早期检测手段的改善以及更有效的治疗方法,一些最常见癌症的病死率显著下降。现在全世界超过 2 800 万的人有癌症个人史(即"癌症幸存者")。按照预期的癌症发病率升高和整体存活率的改善,预计到 2050 年,该数字将翻一倍。

癌症幸存者人数的增加是一个积极的趋势,患者从一开始的癌症治疗过渡到随访管理,这个过程被称为"再入阶段",患者会面对多重身体、功能、心理和精神的适应任务。长期来看,大多数癌症幸存者都有良好的适应能力。然而,还有一部分人的需求未被满足,并且很少部分的癌症幸存者获得了综合的治疗后的生存管理。因此,患者并不知道治疗结束后该怎么做;有些人认为他们并没有受到关注,另外一些人感觉自己"被遗弃"了。在过去 20 年,患者团体、专家共识小组和大量的政府报告已经建议改善治疗后生存管理质量。这些改进将确保管理的持续性,帮助解决未被满足的癌症幸存者的需求,尤其是他们从癌症治疗阶段过渡到后期的随访阶段需要的支持。

2006 年,医学研究所(Institute of Medicine,IOM)发布了一份关键报告《从癌症患者到癌症幸存者:在过渡中迷失》,报告指出癌症存活阶段是一个明显但又被相对忽视的癌症阶段。该份报告中明确定义了临床护理、研究、培训和教育的组成部分,发动了"癌症幸存者"运动,并且将美国、加拿大、澳大利亚和欧洲各国运动发起者联系起来。从那时起,就对生存管理的基本要素达成一致协议,包括原发性癌症复发监测和新发癌症的筛查、医疗评估和心理社会迟发效应、发展应对癌症和癌症治疗后果的干预措施、健康促进,以及肿瘤科专家和初级保健医生之间更好的管理协作。

癌症护理康复的定义与生存关怀哲学密切相关,生存关怀哲学的重点是重建癌症患者生命,最大限度提高功能和生活质量。事实上,有些人认为康复可以被生存管理代替,因为两者间有很多目标是重复的。康复被认为是生存管理的必要因素,更进一步的康复方法的整合,和/或在癌症幸存者照顾计划中的特殊康复和服务传递的进一步发展。

二、癌症幸存者照顾计划

IOM 报告的主要建议之一是需要随访"癌症幸存者照顾计划"(survivorship care plans, SCPs),为癌症幸存者从癌症治疗过渡到治疗后的生存随访期做准备(见图 12-1)。这些管理计划是授权并告知幸存者和随访初级管理人员后续护理、筛查和监测必不可少的工具。它建议所有完成原发性癌症治疗的患者在指定的诊所进行访视时能收到一份书面的SCP，以方便向终身监测和癌症管理的后续随访阶段过渡。SCPs是患者的一种交流工具，被定义为由肿瘤治疗的主要提供者撰写的动态、综合的管理概要及随访计划。

治疗后管理计划　　癌症幸存者照顾计划的组成　　　生存方案

- 治疗后总结
- 新发肿瘤患者筛查建议
- 复发的监管
- 与初级管理人员的合作管理策略
- 持续性症状的管理
- 健康促进

1. 随访的时间和内容信息
2. 迟发和长期事件的识别和管理
3. 健康的生活方式、饮食、锻炼、戒烟等建议
4. 经济利益和重返工作的信息
5. 推荐专科医生例如心理医生或者社会支持
6. 家庭和管理者的支持

多学科管理：更多的聚焦在专科医生而不是初级管理人员，在这些生存模式中最关键的提供者是肿瘤专业的团队

统一管理：生存者期待肿瘤团队和初级管理人员沟通，而为生存者建立基本管理支持的重点将持续

康复：通过职业康复促进功能的恢复和获得良好的生活状态，促进急性疾病之后的恢复

自我管理：提高慢性疾病管理的技巧，例如解决问题、做决定、充分利用专业人员以及采取行动等

图 12-1　癌症幸存者照顾计划的重要因素

源于：McCabe MS，Faithfull S，Makin W，et al. Survivorship programs and care planning. Cancer，2013，119(11 Suppl)：2179—2186. 已获版权结算中心许可。

建议在 SCP 中纳入的基本组成部分如下：

- 癌症类型、已接受的治疗，以及潜在的后果
- 推荐随访的时间和具体内容
- 预防措施和如何维持健康和幸福的建议
- 关于就业和获得健康保险的法律保护
- 社区可获得的心理社会服务

最近，在 SCPs 的发展和生存管理传递方面，美国临床肿瘤学协会（American Society of Clinical Oncology，ASCO）也推荐了大量的额外管理部分，包括① 增加其他慢性病发病风险并且提供处理方法；② 评估和解决社会心理需求；③ 育龄患者生育计划的信息；④ 癌症和癌症治疗已知的不良反应（持续性和晚期效应）；⑤ 筛查指南及癌症复发的症状，包括第二原发肿瘤；⑥ 讨论并制定能体现幸存者的价值观和偏好的管理计划；⑦ 讨论与癌症相关的问题，同时作为幸存者改变行为的教育：戒烟、肥胖控制、节制饮酒，以及其他健康促进问题，例如运动。这些部分与被癌症患者确定的 SCP 组成部分的选择、治疗的后期和长期效应的教育需求和获取临床管理资源/参考是一致的。

SCP 可用于患者过渡到治疗后管理的一种临床工具。此外，SCP 还具有促使患者使用自我管理策略来管理治疗引起的持续效果的潜力，同时促进健康行为的养成，而这些健康行为对降低未来并发症的风险具有潜在的好处。SCP 纳入信息标准化也可能有助于减少临床实践的变化，并帮助促进改善转型期管理过程的质量。

在全球范围内,过去 10 年里 SCPs 计划实现的势头明显,并且作为对国际移民组织建议的回应,出现了各种类型的管理计划和 SCP 模板。尽管不同 SCP 的适应性不同,但是IOM 基本的元素必须得到处理以及 SCPs 是生存管理传递和癌症的质量管理标准计划的核心元素这一点还是达成了共识。

最终,SCPs 必须达到个体化的要求,该个体化需求考虑到由于患者年龄、肿瘤类型、癌症分期、接受的治疗、后期随访管理需要的程度和强度,以及对临床和康复干预需求不同导致的危险因素不同。积极参与管理计划发展的患者很重要,这些患者强调在恢复过程中自己所扮演的角色。应该详细说明健康部门的专业人员在患者晚期和长期的治疗效应的监测和临床管理中可以提供的指南和支持。SCPs 被认为是必要的工具,方便卫生保健部门间的沟通,有助于将患者从初级保健过渡到平衡医疗保健整合的改变。

三、生存管理传递的进展

北美癌症生存计划的发展包括 SCPs 的开发和实现,受到了 IOM、国家癌症研究所(National Cancer Institute,NCI)、ASCO、美国癌症协会(American Cancer Society,ACS)、全国综合癌症网络(National Comprehensive Cancer Network,NCCN)和加拿大抗癌合作伙伴关系(Canadian Partnership Against Cancer,CPAC)的影响。无论在美国还是在加拿大,越来越多的机构都为他们的患者开发了 SCPs。此外,出现了大量的基于互联网的 SCPs,包括 LIVESTRONG 管理计划（www.livestrongcareplan.org），它提供了一个定制的SCP，该SCP可被打印出来或者以电子形式储存。自LIVESTRONG管理计划推出后前三年的数据证明，使用管理计划的幸存者数量持续增加，这些幸存者几乎布满各大洲，国际用户占总用户的16%。其他基于互联网的SCPs，如Journey Forward，集成了目前随访管理指南和教育材料的定制链接（www. journeyforward.org），以及ASCO开发的基于现有随访指南的SCP模板（http：//www. cancer. net/survivorship/asco-cancer-treatment-summaries）。尽管存在这些倡议，但现实是北美的大多数癌症幸存者仍然没有获得SCPs，或者他们获得了SCPs，但大多数没有包括IOM推荐的所有元素。

在欧洲，生存计划和SCPs的开发需求在不同国家是不同的。绝大多数国家的癌症幸存者照顾计划尚未包括在国家癌症计划中。尽管在不同的国家有所不同，大量的欧洲国家都有了癌症生存管理倡议者，致力于提供治疗后管理和康复的资源。英国的国家癌症生存倡导（National Cancer Survivorship Initiative，NCSI）已成为欧洲生存管理的领导者。它已实践了一种管理方法，这种管理方法包括了SCPs的主要特征（www.ncsi.org.uk）。在这项计划中，每位患者都分配有一位临床护理专家，这位护理专家是治疗和整个随访管理中主要的联系人。这位护士通过对每位患者进行常规全面的评估来提供有目的和个体化的管理和支持。在患者治疗结束时，一份SCP就会提供给初级保健医生，其可基于风险等级制定患者的随访管理计划。泛欧洲组织，如欧洲癌症联盟（European Cancer League，ECL）和欧洲肿瘤护理协会（European Oncology Nursing Society，EONS），也提倡癌症生存管理在医疗组织如 ESMO 的年度会议上与生存教育进行合作。除了 NCSI，SCP 倡导者还没有出现，尽管出版了出院后的康复论文，这些论文由肿瘤科医生提供给家庭医生，为后期随访管理计划提供依据。

尽管大家一致认为有必要把 SCPs 作为生存管理传递的必要因素，但是到目前为止，在癌症幸存者中仅有少数计划被正式地评估和实施。因此，SCPs 对降低癌症相关发病率和死亡率的影响仍然是急需解决的主要问题之一。少数的研究提供了 SCPs 的初步评估数据。这些研究包括定性和定量两种方法。总体来说，SCPs 被患者和健康专家高度评价，被认为是促进治疗后健康管理有用的工具。Shalom 和同事（2011年）进行的研究中显示，医疗服务提供商称 SCPs 增强了他们对治疗后患者的信心和管理。而患者获得的好处包括增加了治疗后健康管理的知识和理解，并且增强幸福感。LIVESTRONG 和 Journey Forward 计划的在线评估已经证明了用户的高度满意度。英国 NCSI 计划的评估报告显示出患者满意度和信心的提高，以及削减的医疗应用和成本。到目前为止，关于 SCPs 最大的随机对照研究是由 Grunfeld 和他的同事开展（2011年），该项研究包括 408 名乳腺癌幸存者，这些患者治疗后的健康管理都被转交到基层医疗机构，并接受了平均 35 个月随访。受试者被随机分配到干预组，接受护士讲解 30 min 的教育讲座。这项研究结果发现干预能改善受试者的痛苦（主要研究目的）以及生活质量、患者满意度、管理的连续性(次要研究目的)。自发表以来,很多作者都给出了有关该结果的不同解释,强调证实 SCPs 与生存相关结论的迫切性。为了能够找到真正从 SCPs 中获益的人群,但还需要对 SCPs 进行进一步的高质量研究。

而进一步的疗效研究是有据可依的,现在认为提供 SCPs 是癌症管理一个不可缺少的因素,美国目前标准实践认可其对健康管理传递作用的一部分。例如,2015 年,美国外科学会委员会将要求被其认可的机构为所有的患者提供 SCPs,而这些机构治疗了全美国近 70% 的癌症新患者。因此,也就需要对 SCPs 的可行性进行评估,并且在肿瘤超负荷管理传递的背景下,选择有效的管理传递。完成这项任务要面临大量的挑战,例如人力和保险公司支付金额问题、缺少制定健康管理指南及 SCPs 传递和基层医疗提供者缺少培训的问题。考虑到不同中心接受治疗的患者人数,可行的 SCPs 必须是高效的。在最近的美国医疗保健提供者调查中,大多数肿瘤学家报告说 SCPs 应该不超过 20 min。在现实中,Stricker 和他的同事(2011 年)对传递到美国癌症生存中心的 LIVESTRONG 网络的 SCPs 进行回顾性分析,发现有 1/3 提供 SCPs 的中心制作一份 SCP 需花费 60 min 以上的时间,其中大部分报告将制作好的 SCP 交付给患者又需要 15 - 60 min。目前正在进行一些研究,用来证实作为标准实践的一部分完成 SCPs 的可行性,这些研究将为其他人应用 SCPs 提供信息。此外,开发健康管理的电子方案也是未来研究优先考虑部分。在实施过程中吸引关键的利益相关者以及使用有效的知识转化政策都是将 SCP 变为常规管理的重要环节,包括为 SCP 提供者提供以人为中心的交流等培训课程。

目前,关于 SCP 是生存管理不可缺少的因素已经达成共识,但是必须意识到这只是生存管理不可缺少的重要因素之一。同时需要考虑其他一些因素,确保生存管理传递模式发展和管理进程的质量发展,满足癌症生存的多维度需求。这些因素还包括健康推广教育、管理协调策略、后期效果教育以及降低风险(如体重管理)的方法,全面医疗和心理社会评估、康复计划和患者导航。此外,要争取诸如自我宣传培训、医学教育、咨询、获得专家管理的明确途径和以人口为基础的质量改进,这些因素也同样重要。

四、总结/展望

癌症幸存者数量迅速增长,医疗部门必须通力合作才能解决人口的多维度需求。一些具有里程碑意义的报道为生存管理传递的基本要素提供明确的指导以满足这些需求。应用这些基本因素的重大变化已被报道,但是这些应用可能进一步改善这些因素,例如 SCPs,成为被认可的标准。在常规护理服务中整合 SCPs 的共识促进患者从治疗到后续健康管理的转变,这表明这是一个非常重要的优先事项,可行且有明确的证据支持。然而,实现促进真实世界接受和改善结果有效性的最佳方法,进一步研究还是十分必要的。整合康复方法和具体的癌症康复服务是生存管理传递非常重要的高级需求要素,这种需要在癌症幸存者照顾计划中进一步发展和整合,可能是认识健康管理的必要手段,目前正在积极推进,了解可能提供参考的幸存者护理服务的最基本要素和需要的投资。

正如 Earle 于 2012 年指出的，采用必要因素只是一个开始，因为追求完美可能是好的敌人。IOM 建议，一些健康管理要素仅仅是为幸存者提供与癌症共存的经验。

（杨海燕　译）

声明

Jones 和 Howell 博士没有报告任何利益冲突。

扩展读物

1. Alfano CM，Ganz PA，Rowland JH，et al. Cancer survivorship and cancer rehabilitation：revitalizing the link［J］. J Clin Oncol，2012，30：904 - 906.

2. American College of Surgeons Commission on Cancer. ACoSCo. Cancer Program Standards 2012：Ensuring Patient-Centered Care［S/OL］. Chicago，IL：American College of Surgeons；2011. https：//www.facs.org/quality-programs/cancer/coc.

3. Centre for Disease Control. A National Action Plan for Cancer Survivorship：Advancing Public Health Strategies［EB/OL］. Atlanta，GA：CDC；2004. http：//www.cdc.gov/cancer/survivorship/pdf/plan.pdf.

4. Commission of the European Communities. Communication from the Commission to the European Parliament，the Council，The European Economic and Social Committee and the Committee of the Regions：On Action Against Cancer：European Partnership. 2009，（291/4）：［1 - 10 pp.］［EB/OL］. http：//ec.europa.eu/health/ph_information/dissemination/diseases/docs/com_2009_291.en.pdf.

5. Davies NJ, Batehup L. Towards a personalised approach to aftercare: a review of cancer follow-up in the UK[J]. J Cancer Surviv, 2011, 5: 142-151.

6. Demark-Wahnefried W, Aziz NM, Rowland JH, et al. Riding the crest of the teachable moment: promoting long-term health after the diagnosis of cancer [J].J Clin Oncol, 2005,23: 5814-5830.

7. Earle CC, Ganz PA. Cancer survivorship care: don't let the perfect be the enemy of the good [J]. J Clin Oncol, 2012,30: 3764-3768.

8. Earle CC. Failing to plan is planning to fail: improving the quality of care with survivorship care plans [J]. J Clin Oncol, 2006,24: 5112-5116.

9. Ganz PA, Hahn EE. Implementing a survivorship care plan for patients with breast cancer [J]. J Clin Oncol, 2008, 26: 759-767.

10. Ganz PA. Survivorship: adult cancer survivors [J]. Prim Care, 2009, 36: 721-741.

11. Grunfeld E, Julian JA, Pond G, et al. Evaluating survivorship care plans: results of a randomized, clinical trial of patients with breast cancer [J]. J Clin Oncol, 2011, 29: 4755-4762.

12. Hill-Kayser C, Vachani C, Hampshire MK, et al. High level use and satisfaction with internet-based breast cancer survivorship care plans [J]. Breast J, 2012,18: 97-99.

13. Hill-Kayser CE, Vachani C, Hampshire MK, et al. An internet tool for creation of cancer survivorship care plans for survivors and health care providers: design, implementation, use and user satisfaction [J]. J Med Internet Res, 2009,11(3): e39.

14. Hewitt M, Greenfield S, Stovall EL. From Cancer Patient to Cancer Survivors: Lost in Transition [M]. Washington, DC: National Academies Press, 2005.

15. Hewitt M, Ganz PA Implementing Cancer Survivorship Care Planning: Workshop Summary[M]. Washington, DC: The National

Academies Press，2006.

16. Jacobs LA，Palmer SC，Schwartz LA，et al. Adult cancer survivorship：evolution，research，and planning care［J］. CA Cancer J Clin，2009，59：391-410.

17. Jacobsen PB. Clinical practice guidelines for the psychosocial care of cancer survivors：current status and future prospects［J］. Cancer，2009，115(18Suppl)：4419-4429.

18. Jefford M，Schofield P，Emery J. Improving survivorship care［J］. J Clin Oncol，2012，30：1391-1392.

19. Jemal A，Ward E，Thun M. Declining death rates reflect progress against cancer［J］. PLoS One，2010，5(3)：e9584.

20. Livestrong. The Livestrong essential elements of survivorship care：A Livestrong brief［R/OL］. 2011. https：//assets-livestrong-org.s3. amazonaws. com/media/site _ proxy/data/6f57b05726c2db3f56 a85a5bd8f5dad166b80b92.pdf.

21. McCabe MS，Faithfull S，Makin W，et al. Survivorship programs and care planning［J］. Cancer，2013，119(Suppl S11)：2179-2186.

22. McCabe MS，Jacobs L. Survivorship care：models and programs［J］. Semin Oncol Nurs，2008，24：202-207.

23. National Cancer Survivorship Initiative (NCSI). Assessment and Care Planning［R/OL］.2010. http://www. ncsi. org. uk/wp-content/ uploads/Summary-of-the-ACP-Evaluation-Report.pdf.

24. National Cancer Survivorship Initiative (NCSI). Living with and beyond cancer：taking action to improve outcomes［R/OL］. 2013： 1-135. http：//www.ncsi. org. uk/wp-content/uploads/Living-with-and-beyond-2013.pdf.

25. President's Cancer Panel. Living beyond cancer：finding a new balance［R/OL］. Bethesda，MD：National Cancer Institute；2004. http：//deainfo. nci. nih. gov/advisory/pcp/annualReports/ pcp03-04rpt/Survivorship.pdf.

26. Salz T, McCabe MS, Onstad EE, et al. Survivorship care plans: is there buy-in from community oncology providers? [J] Cancer, 2014,120: 722 - 730.

27. Salz T, Oeffinger KC, McCabe MS, et al. Survivorship care plans in research and practice [J]. CA Cancer J Clin, 2012, 62: 101 - 117.

28. Shalom MM, Hahn EE, Casillas J, et al. Do survivorship care plans make a difference? A primary care provider perspective [J]. J Oncol Pract, 2011,7: 314 - 318.

29. Smith S, Singh-Carlson S, Downie L, et al. Survivors of breast cancer: patients perspectives on survivorship care planning [J]. J Cancer Surviv, 2011,5: 337 - 344.

30. Smith TJ, Snyder C. Is it time for (survivorship care) plan B? [J] J Clin Oncol, 2011,29: 4740 - 4742.

31. Stricker CT, Jacobs LA, Risendal B, et al. Survivorship care planning after the Institute of Medicine recommendations: how are we faring? [J] J Cancer Surviv, 2011, 5: 358 - 370.

32. Vachani C, Di Lullo GA, Hampshire MK, et al. Nursing resources: preparing patients for life after cancer treatment [J]. Am J Nurs, 2011, 111: 51 - 55.